Th. Kerschbaum / K. G. König / E. Stapf

Karies- und Parodontalprophylaxe

Eine programmierte Unterweisung

mit 59 Abbildungen

Carl Hanser Verlag München Wien 1974

Die Autoren:

Dr. Th. Kerschbaum

Universitäts-Zahn- und Kieferklinik Köln, Prothetische Abteilung

Prof. Dr. K. G. König

Direktor des Institutes für präventive und soziale Zahnheilku der Universität Nymegen

Zahnärztin E. Stapf

Universitäts-Zahn- und Kieferklinik Köln, Prothetische Abteilung

ISBN 3-446-11976-0

Reproduktion und Druck: Frühmorgen & Holzmann, München
Printed in Germany

LERNPROGRAMM

Grundlagen der KARIES- und PARODONTALPROPHYLAXE

Das Lernprogramm ist für Studierende der ersten vorklinischen Semester erarbeitet worden. Fachliche Vorkenntnisse werden nicht vorausgesetzt.

Das Lernprogramm eignet sich auch für das zahnärztliche Hilfs personal, das sich mit prophylaktischen Maßnahmen befaßt.

Einführung

Im Gegensatz zu anderen verwandten Studienrichtungen, etwa der Medizin, wird in der Zahnmedizin dem Studenten schon relativ früh ein großes Stück eigener Verantwortung für das Wohlergehen seiner Patienten aufgebürdet.

Dieser Sachverhalt verpflichtet den Studierenden dazu, sich schon in den ersten Semestern ausgedehnte theoretische Kenntnisse anzueignen. Die Zeit hierfür im Vorlesungsplan freizumachen, ist in Konkurrenz mit den vielen praktischen Übungen nicht einfach. Andererseits setzt das zahnärztliche Studium so weitgehende Selbständigkeit beim Studenten voraus, daß man ihm auch die Fähigkeit zum Selbststudium der theoretischen Grundlagen seines Faches zutrauen kann.

Das vorliegende Lernprogramm bietet dem Studierenden die Möglichkeit, ohne Voraussetzungen die Grundlagen zahnärztlicher Prophylaxe selbst zu erlernen - in der vorlesungsfreien Zeit. Mit dieser Individualisierung des Studiums wird zugleich ein Schritt getan, um ihm ein Stück der akademischen Freiheit zurückzugeben, der sich früher die Studenten aller Studienrichtungen erfreuen durften.

Zum Schluß sei noch mit Nachdruck darauf hingewiesen, daß ein programmierter Lehrgang wie der vorliegende - wenn er auch beim Test an mehreren Jahrgängen von Studenten seine Brauchbarkeit erwiesen hat - das Studium der speziellen Literatur keineswegs überflüssig macht, und auch die Vorlesungen des erfahrenen akademischen Lehrers nicht ersetzen kann. Weder das eine noch das andere will dieser Lehrgang: er will sowohl Studierenden wie Dozenten unter Wanrung größtmöglicher Selbständigkeit ihre schwierige Arbeit erleichtern.

Für das Zustandekommen dieses Lernprogrammes danken wir insbesondere unseren Studenten, die uns immer wieder wertvolle Hinweise gegeben haben, wie die Lernschritte optimal der Zielgruppe angepaßt werden mußten. Ebenso sind wir Herrn Professor Dr. R. Voß - Direktor der Prothetischen Abteilung der Universitäts-Zahn- und Kieferklinik in Köln - für seine wertvolle Unterstützung zu Dank verpflichtet.

Köln, Nijmegen, im Juni 1974

Thomas Kerschbaum
Klaus G. König
Elisabeth Stapf

HINWEISE zur Bearbeitung des Lernprogramms

1. Lernen durch programmierten Unterricht verlangt Ihre aktive Mitarbeit. Diese wird in Form von Lösungen kleiner Aufgaben gefordert.

2. Eine PROGRAMMIERTE UNTERWEISUNG unterscheidet sich von einem Lehrbuch in wesentlichen Punkten. Sie eignet sich nicht zum Nachschlagen oder unsystematischen Lernen. Sie werden sehen, daß Sie den angebotenen Text konzentrierter lesen müssen, um die geforderten Aufgaben lösen zu können. Der Lernstoff ist logisch aufgebaut und wird in bestimmter organisierter Form dargeboten. Wenn Sie etwas lernen wollen, müssen Sie auf der ersten Seite beginnen.

3. Jede Seite enthält einen Lernschritt. Die Lernschritte einer Lektion sind durchgehend numeriert, z.B. Lektion 5, Lernschritt 15: 5-15.
   Studieren Sie jeden Lernschritt sorgfältig, geben Sie die evtl. erfragten Antworten, dann blättern Sie sofort um. Über dem folgenden Lernschritt stehen die Lösungen des vorangegangenen Lernschrittes mit der dazugehörenden Nummer versehen.

4. Nehmen Sie sich die Zeit, für jede Lücke oder Frage im Text eine sinnvolle Lösung zu finden, bevor Sie umblättern. Über dem folgenden Lernschritt finden Sie die Bestätigung oder Korrektur Ihres Lösungsvorschlages.
   Die Lernschritte sind bewußt so gehalten, daß Sie nur selten eine falsche Antwort geben werden, wenn Sie konsequent einen Schritt nach dem anderen durcharbeiten, ohne vorzeitig umzublättern.

5. Lesen Sie zuerst die rechten Seiten dieses Buches. Wenn Sie bei Lernschritt 3-27 angelangt sind, wenden Sie das Buch um und lesen wieder nur die rechten Seiten.

6. Jede Lektion bildet eine Einheit. Wenn Sie mit einer Lektion begonnen haben, arbeiten Sie sie bis zum Ende bzw. einem entsprechenden Hinweis durch. Erst dann legen Sie eine Pause ein.
   Zu Beginn jeder Lektion ist etwa die Zeit angegeben, in der Sie diese Lektion bearbeiten können.

7. Wenn Sie das Lernprogramm durchgearbeitet haben, finden Sie einen zusammenfassenden Abschlußtest. Bearbeiten Sie diesen erst einige Tage, nachdem Sie das Lernprogramm beendet haben. Auch wenn Sie einige Abschnitte wiederholen wollen, tun Sie das erst nach einigen Tagen Pause.

Lieber Leser!

Wir würden gerne erfahren, ob Ihnen unser Lernprogamm gefallen hat.

Bitte beantworten Sie nach der Bearbeitung des Buches die Fragen auf der Rückseite des Blattes und senden Sie sie uns zu.

Wir danken Ihnen für Ihre Mitarbeit.

(Kerschbaum) (Stapf)

(Bitte in Briefumschlag stecken oder auf Postkarte aufkleben!)

Bitte ausreichend frankieren

An

Dr. Thomas Kerschbaum
ZÄ. Elisabeth Stapf

Universitäts-Zahn- und Kieferklinik
KÖLN

5000 Köln 41

Kerpener Straße 32

................, den ....

Ich bin Zahnarzt [1] Helferin [3]
Student der Zahnmedizin [2] sonstiges [4]

Ich bin [ ][ ] Jahre alt.

1. Das Lernen wird durch diese neue Methode interessanter.	ja	nein	nicht entschieden
2. Es ist eine gute Kontrolle über das Erlernte gegeben.	ja	nein	nicht entschieden
3. Das Lernen in einem Lernprogramm wird zu monoton.	ja	nein	nicht entschieden
4. Der Stoff ist leicht verständlich dargestellt.	ja	nein	nicht entschieden
5. Die Kritik gegenüber dem Lernstoff wird geschärft.	ja	nein	nicht entschieden
6. Das Wesentliche ist gut herausgestellt.	ja	nein	nicht entschieden
7. Es sollten mehr Abbildungen verwendet werden.	ja	nein	nicht entschieden
8. Es wäre wünschenswert, wenn ein großer Teil des Unterrichtsstoffes der Zahnheilkunde programmiert vorläge.	ja	nein	nicht entschieden

LEKTION 1

In dieser Lektion wird versucht, die Bedeutung der Karies- und Parodontalprophylaxe (Vorbeugung gegen Zahnfäule und Zahnbetterkrankungen) darzustellen, einige anatomische Begriffe zu erklären und die Bedeutung der optimalen Mundhygiene im Rahmen der Karies- und Parodontalprophylaxe darzustellen.

Ziel und Weg der Karies- und Parodontalprophylaxe werden anschließend kurz umrissen.

Für die Lektion 1 benötigen Sie eine 3/4 Stunde.

Verzeichnis der ABBILDUNGEN im Lernprogramm

Abb. 16,18,19, 20,21,22,35, 36,43,45	KÖNIG, K.G.	Umgezeichnet nach Darstellungen aus: Karies und Kariesprophylaxe, Goldmann Verlag, München 1971
Abb. 2	LANGE, D.	Aus: Anatomie, Physiologie und Pathologie der Gingiva und des Mundvorhofes. Dt.zahnärtzl.Z. 26. 527-541 (1971)
Abb. 47	MÜHLEMANN, H.R.	Aus: Die kariesprophylaktische Wirkung der Aminfluoride. Quintess. zahnärztl. Lit. Referat Nr. 3192 (Heft 5-8), 1967
Abb. 26,27,28, 29,30	RIETHE, P.	Aus: Methoden der mechanischen Zahnreinigung und Zahnfleischmassage. Zahnärztl. Welt, 63, 530-533 (1962)
Abb. 23	THOLUCK, H.-J.	Die Zahnbürste und ihre vielfältige Bedeutung. Quintessenz. Journal, 10, 49 (1972)

Für die freundliche Genehmigung zur Wiederverwendung danken wir den Herausgebern der zitierten Veröffentlichungen.

"Vorbeugen ist besser als heilen!" ist ein alter Grundsatz, doch erst jetzt gewinnen Vorsorgeuntersuchungen, aufklärende Beratungen und prophylaktische Maßnahmen durch das Interesse der Gesellschaft größere Bedeutung in der Medizin und Zahnmedizin.

In der Zahnmedizin beschäftigt man sich seit einiger Zeit besonders mit den wissenschaftlich-klinischen Methoden der KARIES- und PARODONTALPROPHYLAXE. In einigen Universitäten wird dieser neue Forschungszweig als eigenes Fach unterrichtet, unter dem Namen: PRÄVENTIVE ZAHNHEILKUNDE.

In den folgenden Lernschritten werden Sie sehen, daß die Kenntnisse auf dem Gebiet der Karies- und Parodontalprophylaxe aus gesundheitspolitischen und humanitären Gründen für den Zahnarzt unbedingt erforderlich sind.

Einige Grundkenntnisse sollen Sie sich anhand dieses Lernprogramms aneignen. Sie sollen Sie befähigen:

1. <u>Ihre Patienten entsprechend zu unterrichten.</u>
2. <u>Ihre eigenen Zähne optimal zu pflegen.</u>

Für Ihr weiteres Studium empfehlen wir Ihnen folgende Bücher:

1. Haunfelder, D., Hupfauf, L., Ketterl, W. und Schmuth, G. (Hrsg.) — Praxis der Zahnheilkunde. Bd. I-IV. Urban & Schwarzenberg, München 1968.
2. König, K.G. — Karies und Kariesprophylaxe. Reihe "Das Wissenschaftliche Taschenbuch". W.Goldmann Verlag, München 1971.
3. Riethe, P. — Die Quintessenz der Mundhygiene. Verlag Die Quintessenz. Berlin 1974.
4. Sauerwein, E. — Kariologie. Thieme Verlag, Stuttgart, 1974 .

Wahrscheinlich ist bei Ihrem Gebiß bereits der eine oder andere Zahn mit einer Füllung oder sogar mit einer Krone versorgt. Möglicherweise müssen auch einige Defekte vom Zahnarzt saniert werden?

Solch ein Mundbefund läßt sich bei fast allen Menschen in hochzivilisierten Ländern erheben.

Denn fast alle Menschen sind an KARIES erkrankt.

Fast .....% der Bevölkerung leiden an der Zahnkrankheit ....

108. Fluoridzahnpasten
109. Fluortabletten
110. 1 mg/Tag
111. langsam
112. nein
113. 6 Monate nach der Geburt
114.-118. nicht kariogene Speisen
119. Kontrolltermin
120. 2-4 Wochen
121. demonstrieren
122. Anfärben
123. kollektive
124. 30-60 %
125. Löslichkeitsreduktion
126. Rekristallisation
127. Enzymblockade
128. widerstandsfähiger
129. Apatit
130. Calziumphosphat
131. Enzymsystem
132. nein
133. 1 ppm/Tag
134. 1 ppm
135. 5 ppm
136. 1,5 ppm
137. Schmelzreifungsphase
138. Schmelzflecken
139. ganzen Lebens
140. absinkt
141. 1000 ppm
142. ab
143. Kaufähigkeit
144. Zahnarztes
145. optimale Mundhygiene

1-2: a) 100 %   b) Karies

Haben Sie schon einmal Zahnfleischbluten beobachtet, oder daß Ihre Zähne optisch <u>länger</u> wurden, oder daß sich eitriges Sekret am Zahnfleischrand entleerte, oder daß das Zahnfleisch <u>dunkelrot</u> und <u>geschwollen</u> war?

Diese krankhaften Veränderungen betrafen alle das <u>Zahnfleischrandgebiet</u>.

Neben der Karies sind die Erkrankungen des Zahnfleischrandgebietes ebenfalls sehr häufig, wenn sie auch nicht so oft auftreten wie die Karies.

Die Angaben über die Häufigkeit der Erkrankungen des Zahnfleischrandgebietes schwanken zwischen 50 - 90 %. Man kann sagen, daß mehr als .... der Bevölkerung neben .... unter diesen Erkrankungen leidet.

52. kariogenen
53. Zähneputzen
54. jeder
55. selten Süßes
56. Massage
57. Rollmethode
58. harten
59. Einstieg: HARTE Zahnbürste
60. Kurzkopfbürste
61. Rollmethode
62. Systematik
63. Mundspülung
64. Zeitpunkt des Zähneputzens
65. Fluorprophylaxe
66. Ernährungshinweise
67. Kontrolltermin
68. Dialog
69. Kurzkopfbürste
70. Knickstiel
71. V-Borsten
72. Lebensdauer
73. Aufbewahrung
74. Rollmethode
75. Interdentalräume
76. Heizungsrippen, Kamm
77. parallel
78. massiert
79. angedrückt

80 differenzierte
81. automatisch
82. Systematik
83. vergessen
84. oben außen rechts
85. Außenflächen
86. OK
87. UK
88. Innenflächen
89. am letzten Zahn oben rechts
90. Kauflächen
91. letzten Zahn
92. OK
93. rechten
94. linken
95. UK
96. linken
97. rechten
98. gepreßt
99. häufig
100. klar
101. sofort
102. jeder
103. Zwischenmahlzeiten
104. sofort
105. 50 Minuten
106. 20 Minuten
107. Schmelzhärtung

1-3: a) mehr als die Hälfte b) Karies

Die krankhaften Veränderungen wie Zahnfleischbluten usw. betreffen das ....

Dieses ist ein Teil des Zahnhalteapparates.

Zahnhalteapparat = Zahnbett = PARODONT (griech.)

Das Zahnfleischrandgebiet, das einen Teil des Parodonts darstellt, nennt man MARGINALES PARODONT (margo (lat.) = Rand).

Alle Erkrankungen des Parodonts faßt man zusammen unter dem Oberbegriff: PARODONTOPATHIEN (Parodont = s.o., pathos (griech.) = Leiden).

Spricht man nur von Erkrankungen des marginalen Parodonts, so sagt man MARGINALE PARODONTOPATHIEN.

AUFLÖSUNGEN zum Abschlußtest

1. Zahnhartsubstanzen
2. marginale Parodontopathien
3. 100%
4. 50-90%
5. exogene
6. Wirtsfaktoren
7. kariogenes Substrat
8. kariogene Mikroorganismen
9. Gesamtdemineralisations-zeit/Tag
10. multikausaler
11. Mikroorganismen
12. Zahnplaque
13. somatische
14. psychische
15. reduzieren
16. optimaler Mundhygiene
17. Karies
18. marginale Parodontopathien
19. Schmelz
20. Schmelzprismen
21. Schlüssellochform
22. Schmelzkristallite
23. Hydratationsschicht
24. Apatit
25. Hydroxylapatit
26. Carbonatapatit
27. Fluorapatit
28. Kristallgitterstruktur
29. Säuren
30. demineralisiert
31. Demineralisation
32. Milchsäure
33. niedermolekularen
34. Zucker
35. Mikroorganismen
36. Stoffwechselleistungen
37. extracelluläre Poly-saccharide
38. EPS
39. Mikroorganismen
40. Sauerstoff
41. festgehalten
42. Kavität
43. Gesamtdemineralisations-zeit/Tag
44. Prädilektionsstellen
45. Retentionsstellen
46. Interdentalräume
47. Fissuren
48. Zahnfleischrand
49. Foramina caeca
50. reduziert
51. Fluoridzufuhr

1-4: Zahnfleischrandgebiet

Anatomischer Begriff: Zahnbett = (dt.) ....
= (griech). ....

Oberbegriff für alle Erkrankungen des Zahnbettes:

....

Anatomischer Begriff für das Zahnfleischrandgebiet, das zum Zahnbett gehört: ....

Begriff für alle Erkrankungen an diesem Teil des Parodonts:

....

Die Theorie der Enzymblockade besagt, daß eine hohe Fluorionenkonzentration das .... (131) der kariogenen Mikroorganismen hemmt, so daß ihre Stoffwechselleistungen beschränkt oder gar nicht ablaufen können.
Kann eine Kavität bei hoher Fluorionenkonzentration wieder ausheilen? .... (132).
Die optimale Dosierung des Fluorids beträgt ....ppm/Tag (133).
Die therapeutische Breite liegt zwischen .... (134) und .... (135) ppm/Tag. Ab ....ppm (136) können während der Schmelz- .... (137) beim jugendlichen Organismus .... (138) auftreten, die kosmetisch störend sind.
Die individuelle Fluorprophylaxe muß während des .... (139) fortgesetzt werden, sofern keine kollektive betrieben wird, da durch Ionenaustausch sonst der hohe Fluorapatitprozentsatz in den Hartsubstanzen wieder .... (140).
In einer Schmelztiefe von 30µ sollte der kritische kariesprotektive Schwellenwert von ....ppm (141) zu finden sein.
Der Gehalt von Fluorapatit nimmt zur Pulpa hin immer mehr .... (142).
Durch die Karies-, Parodontal- und Fluorprophylaxe soll dem Patienten eine möglichst gute .... (143) mit seinen eigenen Zähnen bis ins hohe Alter erhalten bleiben. Die Unterweisung über die prophylaktischen Maßnahmen und die sorgfältige Sanierung des Gebisses sind Aufgaben des .... (144). Der Patient muß daraufhin seinen aktiven Beitrag leisten, indem er eine .... (145) betreibt.

1-5: a) (dt.) Zahnhalteapparat   b) (griech.) Parodont

c) Parodontopathien   d) marginales Parodont

e) marginale Parodontopathien

Fast ......% der Bevölkerung leidet an der Zahnkrankheit Karies.

Unter marginalen Parodonthopathien leiden in hochzivilisierten Ländern:

- ☐ 10 - 20 %
- ☐ 30 - 40 %
- ☐ 50 - 90 %
- ☐ 80 - 100 % der Erwachsenen

(Kreuzen Sie bitte die richtigen Prozentzahlen an!)

Karies und marginale Parodontopathien sind sehr verschiedenartige Erkrankungen. Karies betrifft die ZAHNHARTSUBSTANZEN, die marginalen Parodontopathien betreffen ....
....

Ist kein Erfolg Ihrer Instruktion zu sehen, können Sie bei unbelehrbaren Patienten die verschmutzten Zähne durch .... (122) sichtbar machen. Beim Kontrolltermin wird noch einmal auf die Ernährung, besonders aber auch auf die Systematik und Fluorprophylaxe hingewiesen.

Zur Fluorprophylaxe: Am günstigsten wäre eine .... (123) Fluorprophylaxe, da sie nicht von der Bereitwilligkeit des einzelnen abhängt. Eine intensive Fluorprophylaxe reduziert die Karieserkrankungsquote um ......% (124). Drei Theorien versuchen die Wirkungsweise des Fluorids zu erklären, wahrscheinlich wirken alle 3 Mechanismen zusammen:

1. Theorie der ....(125),
2. Theorie der ....(126)
und 3. Theorie der ....(127).

Die Löslichkeitsreduktionstheorie besagt, daß die Fluorideinlagerung in die Kristallite den Schmelz .... (128) gegen den Säureangriff macht.
Die Rekristallisationstheorie besagt, daß die Anwesenheit einer hohen Fluoridionenkonzentration an der Schmelzoberfläche in der Remineralisationsphase .... (129) entstehen kann, andernfalls kommt es nur zur Ausfällung des wenig widerstandsfähigen, einfachen .... (130)

1-6: a) 100 %   b) 50 - 90 %   c) das marginale Parodont

Bei den Hartsubstanzen des Zahnes handelt es sich um:
den SCHMELZ, das DENTIN und das CEMENT.

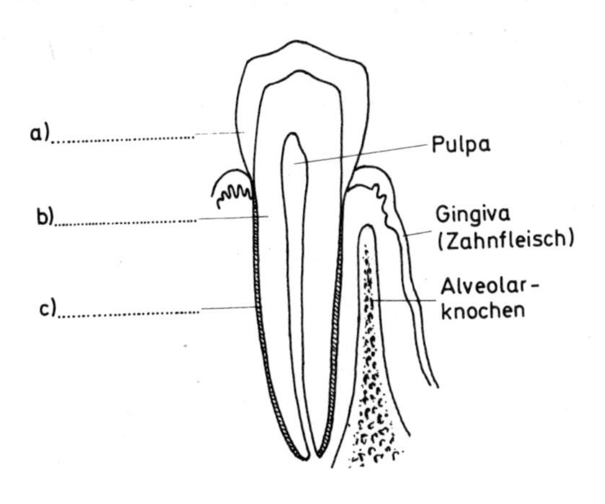

Abb.1

Weisen Sie den Patienten darauf hin, daß er die Tablette möglichst .... (111) im Munde zergehen läßt. Wirkt sich die Fluorideinnahme der Mutter auch schon positiv für das ungeborene Kind aus?..................... (112) Der Säugling erhält Fluoridgaben ....(113) Geburt.

<u>Zu Schritt 8:</u> Die Forderung: "Möglichst SELTEN Süßes! Am besten NIE!" muß ergänzt werden durch konkrete Ernährungshinweise. Diese können Sie dem Patienten am besten geben, wenn Sie vorher mit ihm zusammen überlegen, wann er vor allem kariogenes Substrat zu sich nimmt.
Schreiben Sie hier 5 nicht kariogene Alternativvorschläge auf:

1. .... 2. ....
3. .... 4. ....
5. .... (114-118).

<u>Zu Schritt 9:</u> Die Motivation des Patienten, in der empfohlenen Art die Zähne zu pflegen, ist wahrscheinlich besser, wenn er den Erfolg seiner Bemühungen beim ....-termin (119) unter Beweis stellen kann. Dieser Termin sollte .... Wochen (120) nach der Erstinstruktion angesetzt werden. Der Patient soll zu diesem Termin seine eigene Zahnbürste mitbringen und den Bewegungsablauf ....(121), damit Sie evtl. Fehler korrigieren können.

1-7: a) Schmelz b) Dentin c) Cement

Unter dem anatomischen Begriff Zahnhalteapparat = (dt.) .... = (griech.) ....faßt man folgende anatomischen Teile zusammen:

Bitte bezeichnen Sie mit Pfeil!

die GINGIVA
(= Zahnfleisch)

das CEMENT

den ALVEOLARKNOCHEN

das DESMODONT
mit den Sharpey'schen Fasern, die den Zahn mit seinem knöchernen Zahnfach (Alveole) verbinden

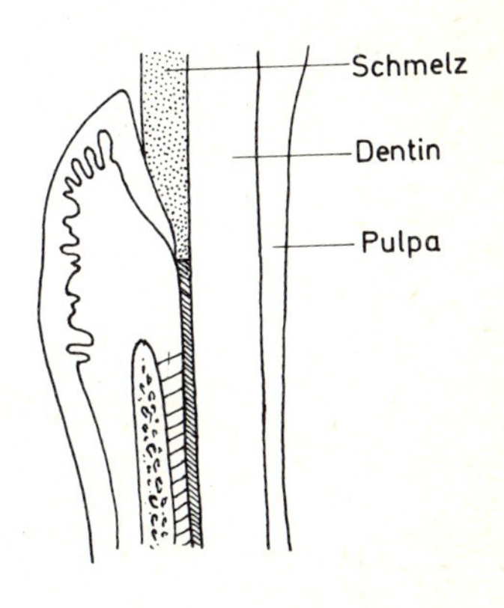

Abb.2

Ein Begriff taucht als anatomischer Bestandteil sowohl bei den Hartsubstanzen als auch beim Parodont auf: ....

Zuletzt werden die ....-flächen (90) gebürstet.
In jeder Kieferhäfte beginnt man am .... Zahn (91).
Auch hier bürstet man zuerst im .... (92) auf der .... (93) Seite, dann auf der .... (94) Seite, anschließend im .... (95) auf der .... (96) Seite und zuletzt auf der .... (97)

<u>Zu Schritt 5:</u> Anschließend wird die Spülflüssigkeit durch die Zähne .... (98) und ....(99) erneuert, bis sie ....(100) ist. Dadurch werden die gelockerten Beläge und Speisereste ausgespült.

<u>Zu Schritt 6:</u> Die Speisereste und Beläge werden .... (101) nach .... Mahlzeit, auch nach ....-mahlzeiten (103) herausgebürstet, denn der pH-Wert steigt .... (104) nach der Aufnahme kariogener Mahlzeiten und normalisiert sich erst nach etwa .... Minuten (105) wieder. Ihren Gipfel erreicht die pH-Wert/Zeit-Kurve nach .... Minuten (106) und sinkt dann langsam wieder auf den Normalwert.

<u>Zu Schritt 7:</u> Um seine Zähne möglichst widerstandsfähig gegen den Säureangriff zu machen, also zur "................ ...." (107), empfehlen Sie dem Patienten den Gebrauch von ....-zahnpasten 108) und zusätzlich von .... (109).
Die richtige Dosierung für den Patienten vom 6. Lebensjahr an ist ....mg/Tag (110).

1-8: a) Zahnbett b) Parodont

c)

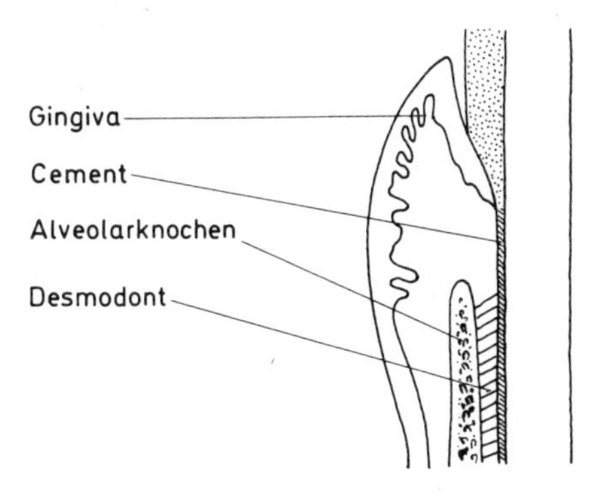

d) das Cement

Auch Erkrankungen, die anatomisch verschiedene Teile betreffen, können ihrer Entstehung nach (Ätiologie) gemeinsame Ursachen haben. Diese Feststellung trifft in besonderem Maße für die Erkrankungen zu, die wir bereits kennengelernt haben:

die Erkrankung der Zahnhartsubstanzen = KARIES
und die Erkrankungen des marginalen Parodonts =
die MARGINALEN PARODONTOPATHIEN.

Zu Schritt 3: Warum ist die ....-methode (74) die beste und zugleich die schwierigste Methode?
1. ist sie die beste Methode, weil vor allem die .... (75) gereinigt werden (Vergleichsobjekt ....) (76), Putzrichtung .... (77) Achsenrichtung der Zähne.
Zudem wird mit dieser Methode die Gingiva .... (78), dazu muß in der 1. Phase der Rollbewegung die Bürste auf der Gingiva .... (79) werden.
2. ist sie die schwierigste Methode, weil sie sehr .... (80) Hand- und Handgelenkbewegungen erfordert, aber nach einiger Übungszeit kann der Patient diese Bewegung ohne zu überlegen, also .... (81).

Zu Schritt 4: Ebenso automatisch wird die .... (82) erlernt. Sie ist besonders wichtig, damit kein Zahn beim Bürsten .... (83) wird.
Die Systematik beginnt immer am letzten Zahn .... (84). Zuerst werden alle ....-flächen (85) im .... (86), dann im .... (87) gebürstet, dann die ....-flächen (88), man beginnt wieder.................................... (89).

Diese beiden Erkrankungen treten besonders häufig bei Menschen auf, die eine schlechte, falsche oder unzureichende Zahnpflege betreiben.

Die wichtigste gemeinsame Ursache für Karies und marginale Parodontopathien ist eine .... Mundhygiene.

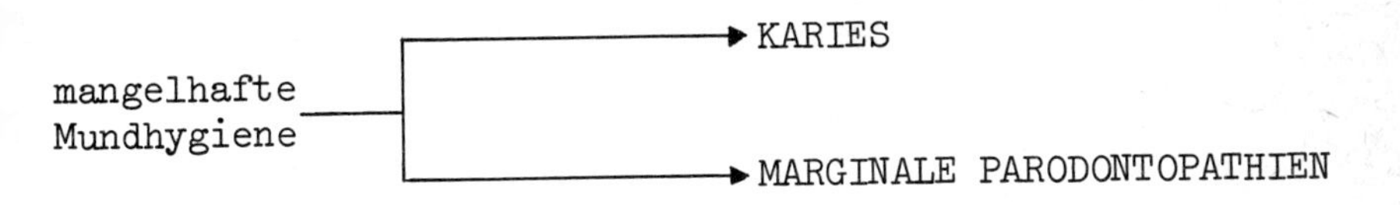

Nach einer Untersuchung aus dem Jahre 1965 putzen sich 45 % der deutschen Mitbürger nie die Zähne. Andere Untersuchungen ergaben, daß sich 11 % nie, 89 % völlig unzureichend die Zähne putzen.

Aus diesen unterschiedlichen Ergebnissen kann man ableiten, daß ein sehr hoher Prozentsatz der Bevölkerung eine völlig unzureichende .... betreibt.

Geben Sie die neun Schritte an, nach denen eine Zahnputzinstruktion durchgeführt wird:

1. .... (59),
2. .... (60)
3. .... (61)
4. .... (62)
5. .... (63)
6. .... (64)
7. .... (65)
8. .... (66)
9. .... (67)

Zu Schritt 1: Warum fragen Sie zuerst nach der h a r t e n Zahnbürste? Um damit gleich zu Beginn der Instruktion mit dem Patienten in einen .... (68) zu treten.

Zu Schritt 2: Welche Erklärungen geben Sie dem Patienten zu der Kurzkopfbürste?
Erklärungen über den Namen ....-bürste (69), über die Form des ....stiels (70), über die ....-stellung (71) der Borsten, weiterhin über die .... (72) einer Bürste nach dem Borstenindikator, und über die .... (73) der Bürsten, damit eine gute Aushärtung gegeben ist.

1-10: a) mangelhafte b) Mundhygiene

Die Ursachen der mangelhaften Mundhygiene sind in der weit verbreiteten Unkenntnis über OPTIMALE MUNDHYGIENE zu suchen und in der geringen Kenntnis über die Zusammenhänge:

....		Verhütung von
	——→	KARIES und MARGINALEN
....		PARODONTOPATHIEN

Eine Ihrer wichtigsten prophylaktischen Erstmaßnahmen ist es, Ihre Patienten über die Zusammenhänge: OPTIMALE MUNDHYGIENE ——→ Verhütung von Karies und marginalen Parodontopathien aufzuklären, daran schließt sich in einer ZAHNPUTZINSTRUKTION die Unterweisung über die .... an.

Retentionsstellen der Plaque und Prädilektionsstellen der Karies:

1. .... (46),
2. .... (47),
3. .... (48),
4. .... (49).

Reduziert man einen der kausalen kariesätiologischen Faktoren, so .... (50) man damit die Kariesbefallsquote. Das bedeutet im Sinne der Karies- und Fluorprophylaxe:

zu Faktor 1: Wirtsfaktoren: "Schmelzhärtung" durch ....-zufuhr (51),

zu Faktor 2: kariogenes Substrat: Einschränkung der ....(52) Mahlzeiten,

zu Faktor 3: kariogene Mikroorg.: .... (53) sofort nach .... (54) Mahlzeit

zu Faktor 4: Gesamtdemineralisationszeit/Tag: möglichst .... (55).

Eine der kausalen Maßnahmen der Kariesprophylaxe ist zugleich eine symptomatische Maßnahme der Parodontalprophylaxe, die .... (56) des schlecht durchbluteten Zahnfleisches. Diese Massage ist durch die ....-methode (57) mit der .... (58) Zahnbürste gewährleistet.

1-11: a) optimale Mundhygiene b) dto.

Erste häufige Begleiterscheinungen der marginalen Parodontopathien sind Rötung, Schwellung, Bluten des Zahnfleisches und/oder Schmerzen bei Berührung.

Aus Angst vor diesen Begleiterscheinungen werden die Zähne häufig noch seltener und mangelhafter geputzt.
Dadurch entsteht ein Circulus vitiosus:

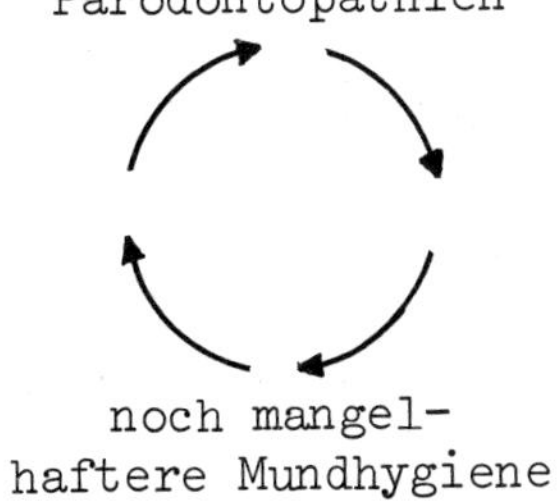

Die schwache Säure, die im Munde die Zahnhartsubstanzen entkalken kann, ist die .... (32), die aus ....(33) Kohlehydraten gewonnen wird. Diese KH, vor allem die.......................... (34), werden von den kariogenen .... (35) zu Milchsäure vergoren. Die Vergärung ist eine ihrer .... (36). Eine weitere Stoffwechselleistung der kariogenen Mikroorganismen ist der Aufbau von ....(37) = ... (38).
Diese sind Bestandteil der Zahnplaque. Die Plaque besteht zu 5-20% aus EPS, zu ca. 15-30% aus Wasser und zum überwiegenden Anteil aus .... (39). In einer voluminösen Plaque kann die Vergärung der Zucker sehr gut ablaufen, da sie nur in Abwesenheit von .... (40) möglich ist. Zudem wird die Milchsäure durch den dicken Belag lange auf der Zahnoberfläche .... (41).
Da die Säure Zeit braucht, die Zahnhartsubstanzen soweit zu entkalken, bis endlich eine irreversible .... (Fachausdruck) (42) entstanden ist, gilt die .... /Tag (43) als 4.Faktor der Kariesätiologie.
Karies entsteht an bevorzugten Stellen der Zähne, den .... (44). Diese sind die gleichen wie die .... (45) der Plaque und Speisereste:

Die marginalen Parodontopathien können zu einem Substanzverlust des marginalen Parodonts führen.
Der Zahn wird optisch <u>länger</u>.

Das bedeutet, daß durch Zurückweichen des Zahnbettes die Wurzel des Zahnes immer mehr freigelegt wird, bis der Zahnhalteapparat nicht mehr als solcher funktioniert und der Zahn ....

Nicht nur durch marginale Parodontopathien kann Zahnverlust eintreten, sondern noch häufiger durch die Zahnkrankheit KARIES.

Karies ist eine Erkrankung der Zahn...................... .

Oft geht die <u>KARIÖSE ZERSTÖRUNG</u> des Zahnes so weit, daß er entfernt werden muß.

Das Ziel der Karies- und Parodontalprophylaxe ist es, die primären Erkrankungen zu .... (15), und dadurch die sekundären zu verhindern.
Dieses Ziel wird angestrebt durch die Unterweisung des Patienten in der Zahnputzinstruktion über die Zusammenhänge von .... (16)
und die Verhütung von ....(17) und
.... (18).

Von den Zahnhartsubstanzen wird meistens zuerst der ....
.... (19) kariös zerstört. Er ist aufgebaut aus langgestreckten ....(20),
diese haben im Querschnitt .... (21).
Diese Form wird hervorgerufen durch die Anordnung der ......
.... (22). Diese sind im Querschnitt in Wabenform angeordnet. Sie werden durch die ....
.... (23) voneinander getrennt.
Schmelz ist chemisch gesehen ein .... (24).
Dieser liegt immer als Mischform vor, nämlich aus ....
.... (25), ... (26)
und .... (27). Der Apatit ist
durch seine ....-struktur (28) in neutralem Wasser nicht löslich, wohl aber in ....(29)
Bei einem pH-Wert<7 werden die Kristallite entkalkt = ...
.... (30). Der Hauptprozeß der Karies ist die
....(31).

1-13: a) herausfällt *b) -hartsubstanzen*

Sie haben im Ober- und im Unterkiefer je eine Zahnreihe. Die Zähne einer Zahnreihe stehen im Kontakt miteinander. Ist nun ein Zahn verloren gegangen, fehlt der .... zu den Nachbarzähnen.

Diese können in die Lücke hineinwandern bzw. -kippen. Sie verändern so ihre Stellung in der Zahnreihe.

Nicht nur die Zähne <u>einer</u> Zahnreihe stehen miteinander im in Kontakt. Auch die beiden Zahnreihen haben beim Zubeißen Kontakt miteinander. Sie sind <u>verzahnt</u>.

Fällt nun durch Zahnverlust diese Verzahnung fort, so können die Gegenzähne = ANTAGONISTEN (griech.) bald auch eine andere Stellung einnehmen. Wenn die Lücke groß genug ist, können sie in diese Lücke hineinwachsen.

1-14

ABSCHLUSSTEST

Karies ist eine Erkrankung der ....
.........(1). Die Erkrankungen des Zahnfleischrandgebietes faßt man zusammen als ....
.... (2).

Fast ....% (3) der Bevölkerung leiden an Karies, an marginalen Parodontopathien leiden ....% (4).

Karies ist eine .... (5) Krankheit, sie wird durch Faktoren von außen hervorgerufen:

1. .... (6)
2. .... (7)
3. .... (8)
4. .... (9)

Karies und marginale Parodotopathien sind Erkrankungen
...................................(10) Ätiologie. Einer der kausalen Faktoren der Kariesätiologie wirkt durch seine räumliche Beziehung auch bei der Entstehung der marginalen Parodontopathien mit, die...............................,
.... (11) der Zahn-..................... (12).

Karies und marginale Parodontopathien sind primäre Erkrankungen, die sekundäre nach sich ziehen können, nämlich
.... (13) (des Körpers) und ....
.... (14) (der Seele).

1-14: Kontakt

Dieser Ausschnitt zeigt den Zustand nach Zahnverlust.

Zeichnen Sie bitte mit Pfeilen die Richtungen ein, in der die Nachbarzähne sowie die .... (Fachausdruck) bei ihrer Stellungsänderung wandern.

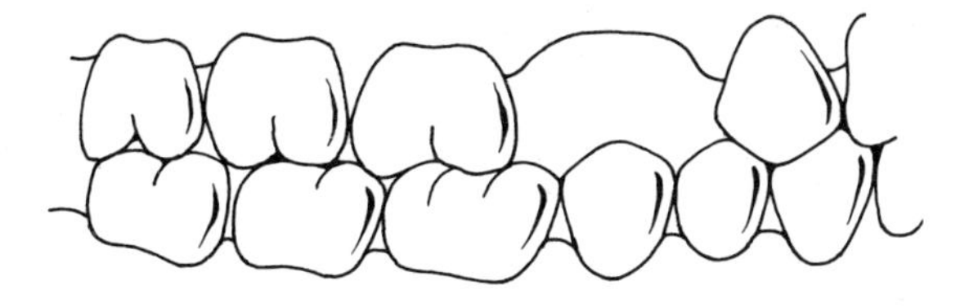

Abb.3

6-40: *a) Zufuhr*

b) Fluorprophylaxe

c) lokale Fluorprophylaxe

d) optimale Mundhygiene

e) häufigen

Ende des Lernprogramms

HINWEIS: Im Anschluß an das Lernprogramm finden Sie einen zusammenfassenden Abschlußtest. Bearbeiten Sie ihn erst nach einigen Tagen Pause.
Falls Sie einige Passagen des Lernprogramms wiederholen wollen, tun Sie auch das erst nach einigen Tagen.

1-15: a) Antagonisten

b)

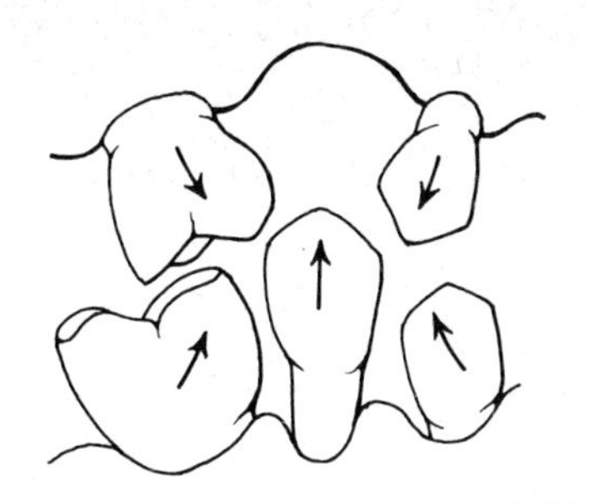

Oft ist nicht nur ein Zahn kariös zerstört oder bereits entfernt worden, so daß mehrere .... und .... ihre Stellung im Gebiß .... können.

Das Gebiß funktioniert in erster Linie als KAUORGAN. Tritt nun ZAHNVERLUST durch kariöse Zerstörung oder durch marginale Parodontopathien ein, so kann diese .... mehr oder weniger beeinträchtigt sein.

Das Kauorgan hat am Beginn des Verdauungstraktes eine wichtige Stellung. Die Zähne .... die Nahrung. Ist diese Funktion durch .... gestört, kann es zu ernsthaften Störungen des Allgemeinbefindens kommen.

6-39:

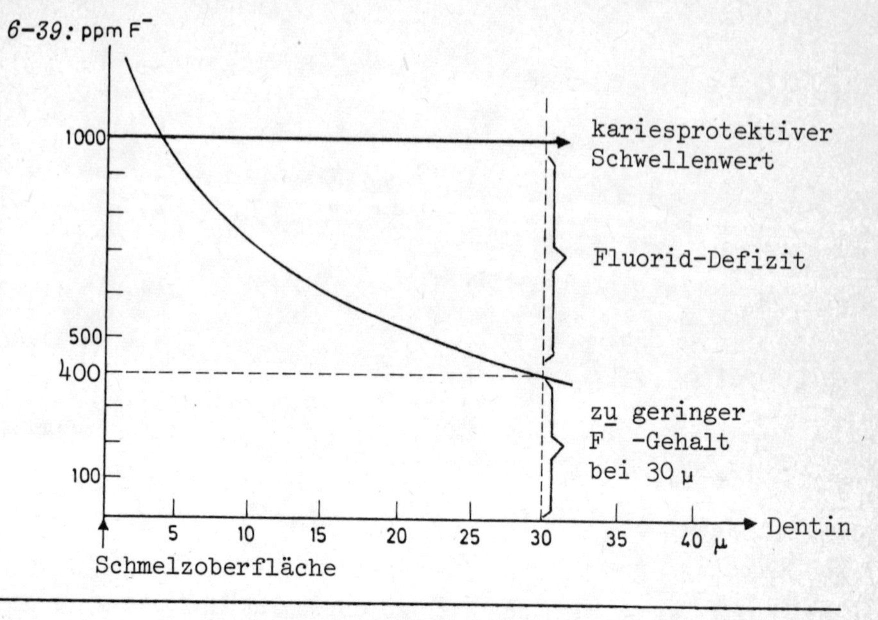

Sehr ähnlich würde die Abb. aussehen, wenn die Abszisse statt der Schmelztiefe den Faktor "ZEIT" angeben würde, vorausgesetzt, daß am Punkt 0 (Pfeil: Schmelzoberfläche) die Fluorprophylaxe abgebrochen worden wäre. Durch Ionenaustausch sinkt ja der F^- - Gehalt allmählich ab, wenn die .... von Fluorid unterbrochen ist. D.h. also, daß die .... während des ganzen Lebens notwendig ist, um den kariesprotektiven Schwellenwert zu erhalten.

<u>AUFGABE:</u> Was würden Sie einem Pat. empfehlen, der aus einem Gebiet mit fluoridiertem Trinkwasser umgezogen ist in ein Gebiet ohne fluoridiertes Trinkwasser? .... Ganz besonders müßten Sie ihn außerdem auf eine ....hygiene hinweisen, ebenso wie auf die Schädlichkeit von .... kariogenen Zwischenmahlzeiten.

6-40

1-16: a) Nachbarzähne   b) Antagonisten   c) verändern
d) Funktion   e) zerkleinern   f) Zahnverlust

Kann bei Zahnverlust die Nahrung nicht mehr hinreichend zerkleinert werden, können Störungen des Körpers und seiner Organe dadurch hervorgerufen werden.
Solche Schäden faßt man unter dem Oberbegriff: somatische Krankheiten zusammen.

Wenn Sie bedenken, daß schöne Zähne zum heutigen Ideal von Jugend und Schönheit gehören, so können Sie den Zahnverlust auch als seelisches Trauma begreifen.
Krankheiten, die vorwiegend die Psyche oder Seele, den Geist oder Verstand betreffen, faßt man unter den Begriff .... Krankheiten.

Wie Sie gesehen haben, kann Zahnverlust durch kariöse Zerstörung und/oder marginale Parodontopathien sowohl zu somatischen als auch zu psychischen Erkrankungen oder Verhaltensstörungen führen.

1-17

6-38: a) Fluorid b) 1 ppm F^-
c) protektiven Schwellenwert

In dem Fall, den diese Kurve zeigt, liegt der protektive Schwellenwert von ...... ppm in einer Schmelztiefe von 5 µ vor.

Markieren Sie den kariesprotektiven Schwellenwert durch eine Gerade! Zum Dentin hin nimmt der Fluoridgehalt immer mehr ab Bei 30 µ, also in der Tiefe, in der erst der kariesprotektive Schwellenwert erreicht sein sollte, ist der Fluoridgehalt hier bereits auf ...... ppm abgesunken. Das bedeutet, daß in diesem Fall bei 30 µ Tiefe ein Fluorid-Defizit von ...... ppm besteht.

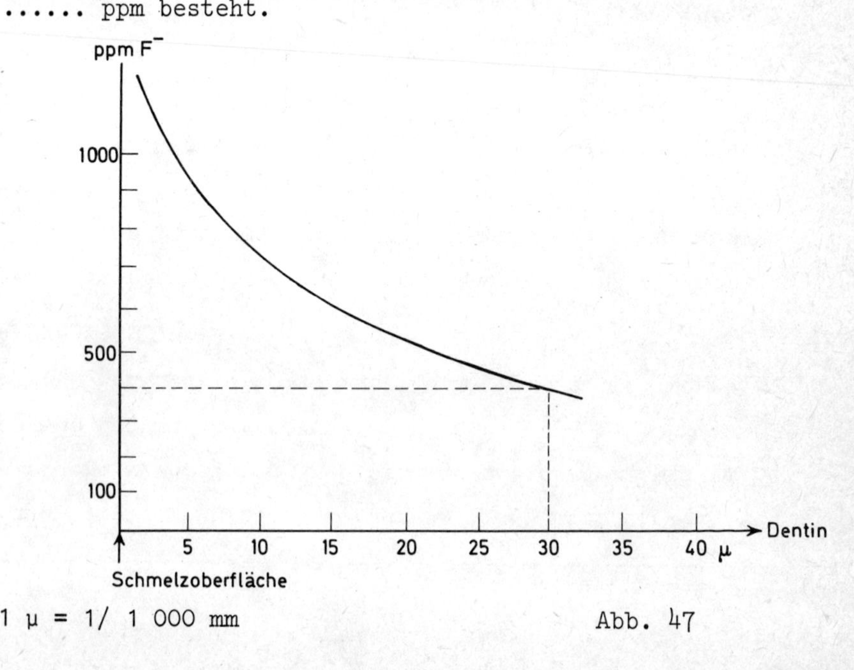

1 µ = 1/ 1 000 mm

Abb. 47

6-39

1-17: psychische

Wie Sie ganz zu Anfang gelernt haben, ist die Karies- und Parodontalprophylaxe aus gesundheitspolitischen und humanitären Gründen von großer Bedeutung.

Karies und marginale Parodontopathien sind primäre Erkrankungen, aus denen sich sekundäre Erkrankungen entwickeln können.
Diese sekundären Erkrankungen haben Sie als ....
und .... kennengelernt.

Das oberste Ziel der Karies- und Parodontalprophylaxe ist es, diese sekundären Krankheiten zu verhindern und die primären, soweit wie möglich, einzuschränken. Dem Patienten soll eine gute Kaufähigkeit mit seinen eigenen Zähnen bis ins hohe Alter erhalten bleiben.

Unmittelbare Ziele der Karies- und Parodontalprophylaxe sind:

1. Schutz des Zahnes vor .... Zerstörung.
2. Schutz des marginalen Parodonts vor marginalen ....
....

1-18

KONTRAINDIKATION:

Fluortabletten dürfen nicht verordnet werden, wenn das Trinkwasser bereits fluoridiert ist, oder Fluor bereits auf andere Weise intern appliziert wird.

Ziel aller Fluoridierungsmaßnahmen ist eine optimale Anreicherung des Schmelzes mit .... Diese wird automatisch erreicht, wenn z.B. das Trinkwasser einen Fluoridgehalt von ..... ppm F = 1 mg F^- / 1 000 g Wasser enthält.

Als optimaler Schutz des Schmelzes gegen Karies wird heute ein Wert angesehen, der bei einem Gehalt von 1 ‰ F liegt. Das bedeutet, daß 1 g Schmelz 1 000 µg Fluorid enthält. Dieser Gehalt schützt optimal gegen Karies, deshalb nennen wir ihn auch den kritischen kariesprotektiven Schwellenwert.

Der Fluoridgehalt nimmt von der Oberfläche zur Pulpa hin immer mehr ab. Dennoch sollte er in einer Tiefe von 30 µ unter der Schmelzoberfläche noch 1ooo ppm, also den kritischen .... betragen.

1-18: a) somatische b) psychische
c) kariöser d) Parodontopathien

Diese Ziele der Karies- und Parodontalprophylaxe sind selbstverständlich kompromißlos formuliert, ohne auf die Schwierigkeiten ihrer Verwirklichung einzugehen. Das soll uns aber nicht an einem Beginn der Verwirklichung hindern.

Auf dem Wege dahin werden sicherlich viele Teilziele leichter erreichbar sein.
Jeder erkrankte Zahn weniger ist bereits ein Teilerfolg.

Jedes Gebiß, das mit großem Aufwand saniert wurde, kann als Teilerfolg betrachtet werden, wenn Sie dem Patienten während der Behandlung begreiflich machen konnten, wie sehr es nach Abschluß dieser Behandlung auf seinen eigenen Beitrag ankommt, um den Behandlungserfolg zu sichern, nämlich auf eine

....

1-19

6-36: a) Durchbruch der Zähne b) interne = humorale
c) 6 Mon. nach der Geburt d) lokale e) lange

Da bisher die kollektiven Formen der Fluorprophylaxe in der BRD zu wenig eingeführt sind, wird die Applikation im Säuglingsalter sowie beim Kleinkind vorzugsweise mit Tabletten erfolgen müssen.

Wir empfehlen dabei folgende Dosierung:

Lebensjahr	Tablette zu 0,25 mg F	Anwendung
1. und 2.	bei sehr gewissenhaften Müttern genügt im 1. Jahr eine halbe Tablette	tägl. der Nahrung beigeben
3. und 4.	2 × 0,25 mg	den Kindern sagen, es handele sich um ein Fluorbonbon, das gut für die Zähne ist. Lutschen lassen
nach dem 4.	3 × 0,25 mg	
nach dem 6.	1 × 1 mg	

Abb. 46

6-37

1-19: optimale Mundhygiene

Jede zahnärztliche Therapie besteht im Grunde aus zwei Leistungen, die sich ergänzen müssen, um den Patienten vor primären und sekundären Erkrankungen zu schützen.

Der Zahnarzt leistet seinen Beitrag, indem er das Gebiß sorgfältig .... und den Patienten in der Pflege des Restgebisses und des Zahnersatzes ....

Der Patient kann nur dann mit der Erhaltung des gegenwärtigen Therapieerfolges rechnen, wenn auch er danach einen aktiven Beitrag erbringt, nämlich eine ....

ZUSAMMENFASSUNG:

Optimal ist, wenn ein Zahn schon beim .... einen hohen Kariesschutz durch Fluorid hat. Das läßt sich nur auf dem indirekten Weg über die .... Fluorprophylaxe erreichen. Diese soll ....(Zeitangabe) einsetzen.

Nach dem Zahndurchbruch muß die .... Fluorprophylaxe einsetzen.

AUFGABE: Nehmen Sie an, Sie hätten nur die Möglichkeit, mit Fluortabletten eine optimale Fluoranreicherung bei einem Erwachsenen zu erzielen.

Welchen wichtigen Hinweis würden Sie dem Patienten geben, wenn Sie sich daran erinnern, daß der lokale Faktor wirksamer ist als der interne?

"Lutschen Sie täglich eine Fluortablette à 1 mg F, lutschen Sie diese Tablette möglichst ....!"

1-20: a) saniert *b) unterweist*

c) optimale Mundhygiene

<u>ZUSAMMENFASSUNG</u>: Ziele der Karies- und Parodontalprophylaxe

<u>Oberstes Ziel</u>: Schutz des Patienten vor ....
und .... Erkrankungen,
Erhaltung einer guten ....
bis ins hohe Alter.

<u>Unmittelbare Ziele:</u>

1. Schutz des Zahnes vor ....
2. Schutz des marginalen Parodonts vor ......
....

Angestrebt werden diese Ziele durch Unterweisung des Patienten über die Zusammenhänge von ....
———→ Verhütung von ....
.... sowie durch die Unterweisung über die optimale Mundhygiene in einer Zahnputzinstruktion.

6-34: direkte (lokale)

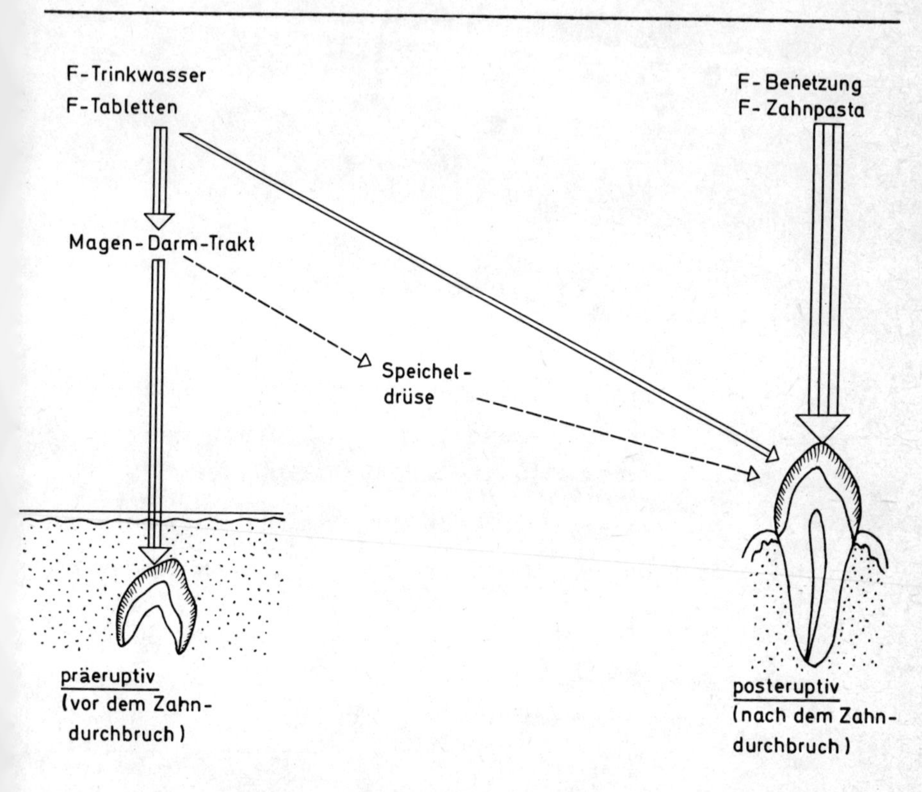

Abb.45 Wirkungsfaktoren der Fluoridanwendung

6-35

1-21: a) primären

b) sekundären

c) Kaufähigkeit

d) Karies (allgemeiner Krankheitsbegriff), genauer: kariöser Zerstörung

e) marginalen Parodontopathien

f) optimaler Mundhygiene

g) von Karies

h) und marginalen Parodontopathien

Ende der LEKTION 1

6-33: a) ohne b) der Geburt

Der Schmelz der einzelnen Zähne wird zu verschiedenen Zeiten gebildet. Nach Abschluß der Schmelzreifung bleiben die Zähne noch einige Jahre im Kieferknochen, ehe sie zur Mundhöhle durchbrechen. Während dieser Jahre werden sie von Gewebsflüssigkeit umspült.

Durch Einnahme von Fluortabletten, fluoridiertem Trinkwasser oder dergleichen, gelangen die Fluoridionen über den Magen-Darm-Trakt in diese Gewebsflüssigkeit, so daß der Zahn schon vor dem Zahndurchbruch einen sehr hohen Kariesschutz bekommt.

Wenn nach dem Durchbruch der Zähne die Fluoridzufuhr aufhört, so verliert sich durch Ionenaustausch der Kariesschutz allmählich wieder. Um das zu verhüten, muß nach dem Zahndurchbruch die .... Fluorprophylaxe einsetzen.

6-34

LEKTION 2

In dieser Lektion wird versucht, die vier Faktoren darzustellen deren Zusammenwirken die Entstehung der Karies ermöglicht.

1. der Wirtsfaktor
2. das kariogene Substrat
3. die kariogenen Mikroorganismen
4. die Gesamtdemineralistionszeit pro Tag

Anschließend werden die Bedeutung der Plaque (Zahnbelag), die Prädilektionsstellen der Karies und einige prophylaktische Überlegungen erwähnt.

Die Lektion 2 können Sie in etwa 2 Stunden bearbeiten.

6-32: a) abnehmender (sinkender) b) Häufigkeit

c) Konzentration d) häufiger

Offensichtlich ist es besonders gut, die Zähne schon vor dem Zahndurchbruch durch Fluoridanreicherung zu schützen.

(Das ist bei Personen mit Schmelzflecken auch geschehen, wenn auch über die optimale Dosis hinaus.)
Das kann natürlich nicht direkt durch lokale Spülungen geschehen.
Den indirekten Weg der Fluorprophylaxe nennt man intern oder humoral. Der indirekte Weg erfolgt auf dem Weg der Körpersäfte.

Da Fluor nicht oder nur in sehr geringen Spuren aus dem mütterlichen in den Blutkreislauf des Ungeborenen übergeht, ist für das werdende Kind die Fluorprophylaxe der Mutter ...... Wirkung.

Für das Kind kann also die Fluorprophylaxe erst nach .... einsetzen. Diese interne Fluorprophylaxe über die Gewebsflüssigkeit soll 6 Monate nach der Geburt einsetzen, dadurch bekommen alle bleibenden Zähne einen vollwertigen Kariesschutz. Auch die Milchzähne werden noch, wenn auch nur kurz, vor dem Durchbruch erreicht.

6-33

Das Entstehen kariöser Läsionen ist von mehreren Voraussetzungen und Faktoren abhängig, die sich in vier Gruppen einordnen lassen und die zusammen die lokalen Bedingungen ausmachen, die zur Zerstörung eines Zahnes führen können.

Als wichtigster Faktor der <u>ersten Gruppe</u>, der Gruppe der <u>Wirtsfaktoren</u>, ist eine gewisse Anfälligkeit der Zähne gegen chemische und physikalische Einflüsse zu nennen.
Ohne zerstörbare Zahnhartsubstanzen, oder überspitzt ausgedrückt,

<u>"OHNE ZAHN - KEINE KARIES!"</u>

6-31: a) die Kontrollgruppe b) kein Fluorid
c) 1 mg d) zu e) ab f) ab

Aus dem Säulendiagramm kann man den Schluß ziehen, daß bei zunehmender Häufigkeit der Spülungen trotz .... Konzentration des verwendeten Fluorids die Zuwachsrate der DMFS abnimmt.

Daraus folgt, daß die .... der Spülungen wichtiger ist für die Kariesreduktion als die .... der Fluoridlösungen,

Das Fluorid ist umso wirkungsvoller, je .... es <u>lokal</u> angewendet wird.

6-32

Weiter zählen zu den Wirtsfaktoren - man kann in diesem Zusammenhang den Menschen als Wirt für Kleinstlebewesen ansehen - einige disponierende Lokalfaktoren in der Zahnumgebung. Zu diesen disponierenden Lokalfaktoren sind zu rechnen:

1. die Zahnstellung, z.B. Zahnengstand,
2. die Form der Zähne, z.B. tiefe Fissuren und Foramina caeca,
3. mehr oder weniger Speichelsekretion, d.h. gute oder schlechte Spülwirkung,
4. größere oder geringere Aktivität der Zungen- und Wangenmuskulatur, von der die gute oder schlechte Selbstreinigung abhängt.

Der Einfluß der disponierenden Lokalfaktoren besteht darin, daß sie indirekt die ursächlichen Kariesfaktoren, die in den folgenden Lernschritten dargestellt werden, modifizieren, d.h. sie verstärken oder abschwächen können.

Zeichenerklärung zu Abb. 44

1. Kontrollgruppe - keine Fluorprophylaxe
2. einmal Applikation von 10 % iger SnF_2-(Zinnfluorid-)Lösung
3. viermal Applikation von 2 % iger NaF-(Natriumfluorid-) Lösung
4. alle 14 Tage Spülungen mit 0.2 % iger NaF-Lösung
5. täglich Spülung mit 0.05 % iger NaF-Lösung
6. täglich Tabletten zu 1 mg F (Gesamtmenge), d.h. 0.01 % ig F im Speichel

Welche Gruppe hat die größte Anzahl neu zerfallender Zahnflächen = DMFS?

.... Sie hat ....
erhalten.

Abgesehen von der 6. Gruppe, die täglich Tabletten von ..... erhalten hat, nimmt die HÄUFIGKEIT der Anwendungen von Fluorid in dem Säulendiagramm von links nach rechts ...., die KONZENTRATION des verwendeten Fluorids ...., die DMFS nimmt von links nach rechts .... .

Der wichtigste Faktor der ersten Gruppe ist die Anfälligkeit der .... gegen chemische und physikalische Einflüsse. In der Umgebung der Zähne können die .... modifizierend auf die ursächlichen Kariesfaktoren einwirken.
Zu den disponierenden Lokalfaktoren sind zu zählen:

1. .... ,
2. .... ,
3. .... ,
4. ....

Diese 4 Faktoren rechnet man wie den wichtigsten Faktor zur ersten Gruppe, der Gruppe der ....faktoren.

6-29: a) Milch trinkt   b) gesalzene   c) individuelle

Bis zur Einführung der kollektiven Fluorprophylaxe sollte die individuelle möglichst intensiv durchgeführt werden. Dabei sind einige Grundsätze zu beachten:

(DMFS: Anzahl neu zerfallender Zahnflächen (decayed, missing, filled surfaces)

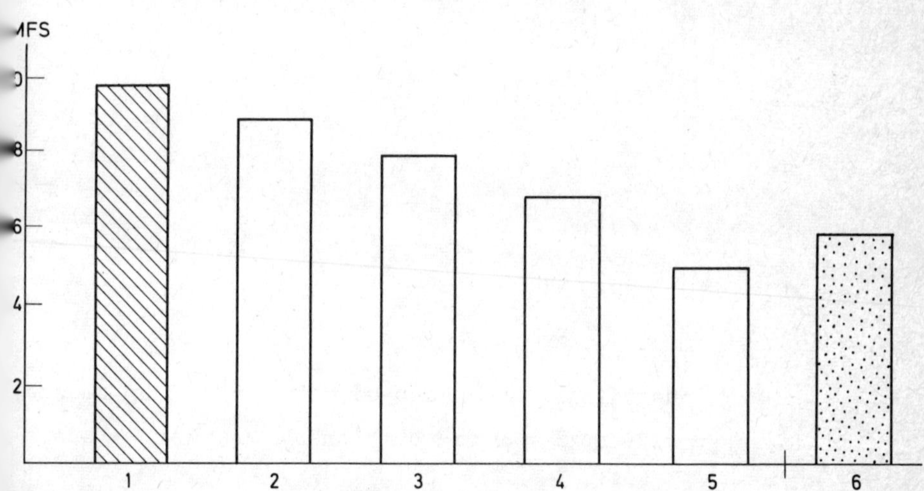

Abb.44 Mittlere Karieszunahme nach 2 Jahren

6-30

2-3: *a) Zahnhartsubstanzen*

b) disponierenden Lokalfaktoren

c) 1. Zahnstellung

d) 2. Zahnform

e) 3. Speichelsekretion

f) 4. Aktivität der Zungen- und Wangenmuskulatur

g) Wirtsfaktoren

Die Zahnhartsubstanz des gesunden Zahnes mit gesundem marginalen Parodont, die als einzige in der Mundhöhle sichtbar ist, ist der .... Diese Hartsubstanz ist dem Mundmilieu ausgesetzt.

Der Schmelz besteht zu etwa 2 % aus Wasser, zu ungefähr 1 % aus organischen Substanzen (z.B. Eiweißen) und zu ungefähr ...... % aus anorganischen Stoffen.

In den folgenden Lernschritten soll der feinere Aufbau des Schmelzes dargestellt werden.

6-28: a) individuell: d,e,f,g,h, b) kollektiv: a,b,c

Auch bei der kollektiven Fluorprophylaxe werden <u>nie alle</u> Menschen erreicht. So nützt die Trinkwasserfluoridierung nur dem Teil der Bevölkerung, der an die <u>zentrale Wasserversorgung</u> angeschlossen ist, die Milchfluoridierung nur demjenigen, der ...., die Salzfluoridierung nur dem, der .... Speisen zu sich nimmt. Am günstigsten ist sicher die <u>TRINKWASSERFLUORIDIERUNG</u>.

In der BRD gibt es leider noch zu selten die kollektive Fluorprophylaxe, da das Lebensmittelgesetz Beimengungen von Fremdstoffen verbietet und erst seit kurzem Beimengungen von Fluorid erlaubt.

In der BRD bleibt zunächst also nur die .... Fluorprophylaxe.

6-29

2-4: a) Schmelz b) 97 %

Der Schmelz ist an den stärksten Stellen ungefähr einen Millimeter dick. Er ist aus einzelnen SCHMELZPRISMEN aufgebaut. Jedes Prisma verläuft langgestreckt von der Schmelzoberfläche zum Dentin hin.

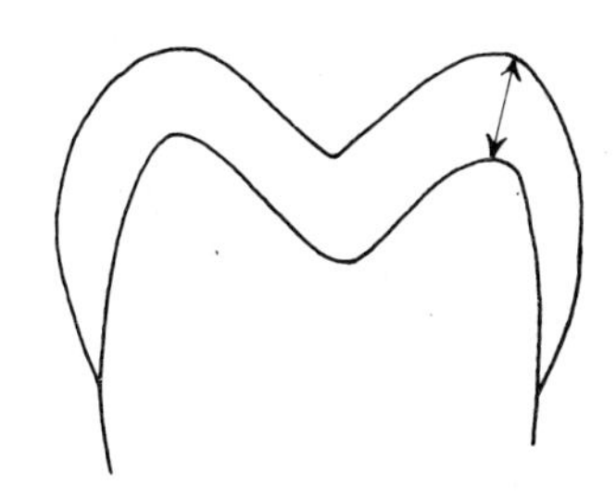

Abb.4

Im Querschnitt hat ein Prisma Schlüssellochform.

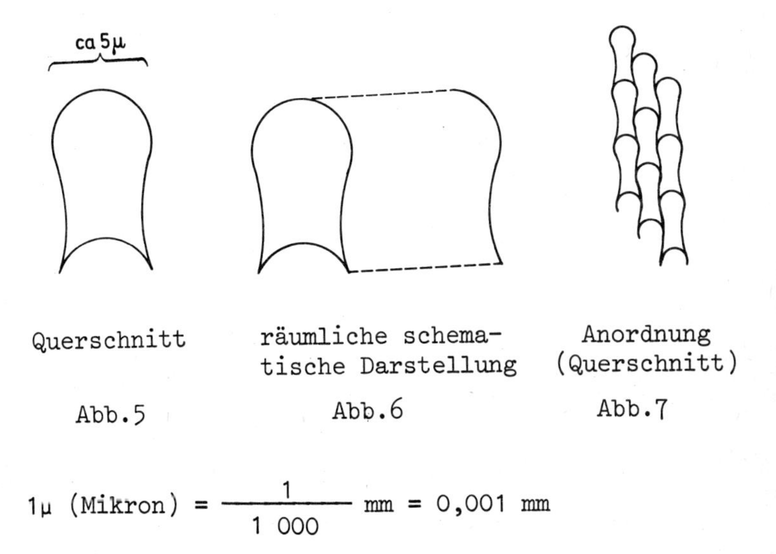

Querschnitt — Abb.5

räumliche schematische Darstellung — Abb.6

Anordnung (Querschnitt) — Abb.7

$$1\mu \text{ (Mikron)} = \frac{1}{1\,000} \text{ mm} = 0{,}001 \text{ mm}$$

6-27: a) Willen *b) Trinkwasser*

<u>AUFGABE:</u> Klassifizieren Sie bitte die nachfolgend aufgeführten Fluoridierungsmaßnahmen in

<u>individuelle</u> u. <u>kollektive:</u>

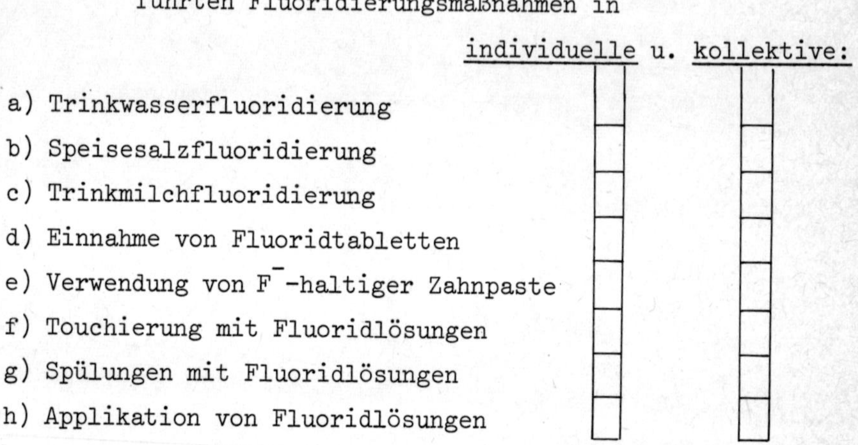

a) Trinkwasserfluoridierung

b) Speisesalzfluoridierung

c) Trinkmilchfluoridierung

d) Einnahme von Fluoridtabletten

e) Verwendung von F^--haltiger Zahnpaste

f) Touchierung mit Fluoridlösungen

g) Spülungen mit Fluoridlösungen

h) Applikation von Fluoridlösungen

6-28

Bei der Maßangabe der Schmelzdicke handelt es sich um etwa .... Bei der Maßangabe für den Querschnitt eines Prismas handelt es sich um Größenordnungen von ....

Zeichnen Sie bitte den Querschnitt von etwa 5 benachbarten Schmelzprismen!

Die Schmelzprismen erhalten ihre Form durch eine bestimmte Anordnung der KRISTALLITEN.

Ein Kristall ist ein von ebenen Flächen begrenzter fester Körper organischer oder anorganischer Natur von gesetzmäßiger Form. Diese Form des Kristalls entsteht durch die räumlich-periodische Anordnung von Atomen, Ionen oder Molekülen. Diese räumlich-periodische Anordnung nennt man KRISTALLGITTERSTRUKTUR.
Der Kristall kann durch weitere gesetzmäßige Anlagerung bestimmter Teilchen wachsen.
Ein KRISTALLIT ist ein Kristall, der durch seine Nachbarn am Wachstum gehindert wird.

6-26: a) erhöht *b) vermindert*

Die Senkung der Karieserkrankungsrate (Reduktion der Kariesmorbidität) durch Fluoride ist erwiesen. Die Erfolge werden zwischen <u>30 und 60 %</u> angegeben.
Die große Streuung zwischen 30 und 60 % der Kariesreduktion ist auf die unterschiedliche <u>Applikation</u> = Anwendungsweise der Fluoridionen zurückzuführen.

Die Fluorprophylaxe ist auf verschiedene Weise durchführbar. Wir haben schon zwischen individuellen und kollektiven Maßnahmen unterschieden. Die individuellen Maßnahmen sind vom .... des einzelnen abhängig und setzen ein gewisses Maß an Aufklärung über Anwendung und Durchführung voraus.
Bei den kollektiven Maßnahmen wird der Wirkstoff einer Trägersubstanz beigegeben, die von möglichst vielen Personen regelmäßig aufgenommen wird.
Eine dieser Trägersubstanzen haben Sie schon kennengelernt:
....

6-27

2-6: a) 1 mm b) Tausendstel mm oder μ (Mikron)

c)

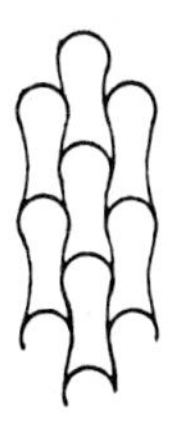

Die Schmelzprismen erhalten ihre Form durch eine bestimmte Anordnung der Kristalliten.

Die Punkte im Prisma sollen Querschnitte, die Striche Längsschnitte von Kristalliten darstellen.

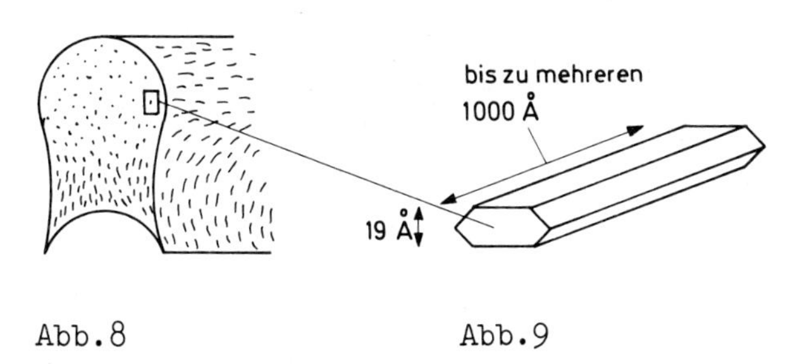

Abb.8 Abb.9

Bei den Kristalliten des Schmelzes handelt es sich um Maßangaben von .... bis zu mehreren ....

1 Å (Ångström) $= \frac{1}{10}$ Millimikron (mμ) $= \frac{1}{10000}$ μ $= 10^{-7}$ mm

$= \frac{1}{\dots\dots\dots\dots\dots\dots\dots}$ mm

6-25: *a) Löslichkeitsreduktionstheorie*

b) Rekristallisationstheorie

c) Theorie der Enzymhemmung (-blockade)

d) widerstandsfähiger

e) Plaque-Schmelz-Grenzschicht

f) Fluorapatit

g) Kalziumphosphat

h) Enzymsystem

i) blockiert (gehemmt)

k) eingeschränkt

l) blockiert

Alle drei Theorien lassen sich einzeln durch Versuche in vitro (im Glas) nachweisen. In vivo (am lebenden Objekt) kann man die Versuche nicht getrennt vornehmen. Man nimmt jedoch an, daß alle drei Vorgänge gemeinsam die Kariesreduktion bewirken.

Die Fluorprophylaxe ist eine Maßnahme, die die Resistenz der Zahnhartsubstanzen gegen die Karieserkrankung .... und den kariösen Angriff ....

6-26

2-7: a) 19 Å *b) Tausend Å*

c) $\frac{1}{10\,000\,000}$ *mm*

Zeichnen Sie bitte einen Kristalliten!

Mehrere Kristalliten liegen im Querschnitt in folgender Anordnung vor:

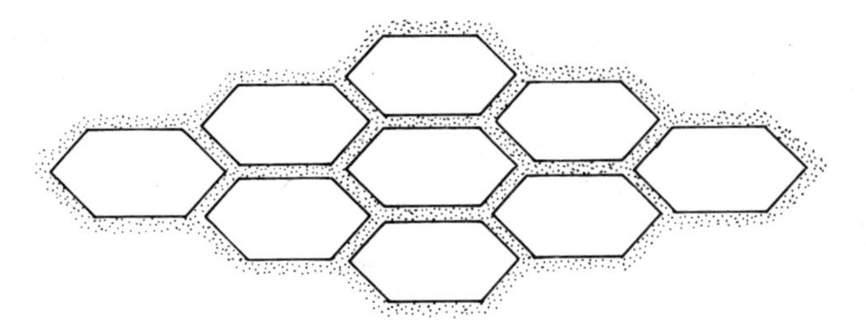

Abb.10

Sie sehen, daß die Kristalliten nahe beieinander liegen. Der Zwischenraum zwischen den einzelnen Kristalliten wird ausgefüllt durch eine Wasserhülle oder besser die HYDRATATIONSSCHICHT.

2-8

6-24: a) (Milch-)Säure *b) Enzymhemmung*

<u>ZUSAMMENFASSUNG</u>: Es wurden drei Theorien beschrieben, die versuchen, den Wirkungsmechanismus zu erklären, durch den die Fluorprophylaxe die Kariesreduktion bewirkt:

1. ....theorie
2. ....theorie
3. Theorie der ....

Die erste Theorie erklärt den Mechanismus dadurch, daß ein hoher Fluoridgehalt in den Schmelzkristalliten diese .... gegen einen Säureangriff macht, als dies bei fluoridarmem Schmelz der Fall ist.
Die zweite Theorie gibt an, daß nach einem Säureangriff bei hoher Fluoridionenkonzentration an der ....schicht eine Wiederausfällung von .... eintritt, während bei geringer F^- - Ionenkonzentration vorwiegend das einfache .... ausgefällt wird.
Die dritte Theorie besagt, daß das .... der kariogenen Mikroorganismen .... wird bei hoher F^- - Ionenkonzentration an der Plaque-Schmelz-Grenzschicht. Da ohne ein funktionierendes Enzymsystem Stoffwechselleistungen gar nicht oder nur .... ablaufen können, wird die Säureproduktion gehemmt bzw. ....

6-25

2-8

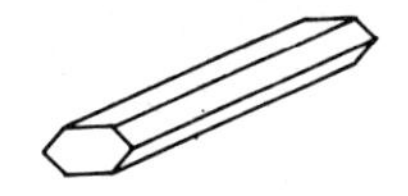

In dieser Wasserhülle oder besser .... , die den einzelnen Kristalliten umgibt, findet ein freier Austausch von Ionen statt.

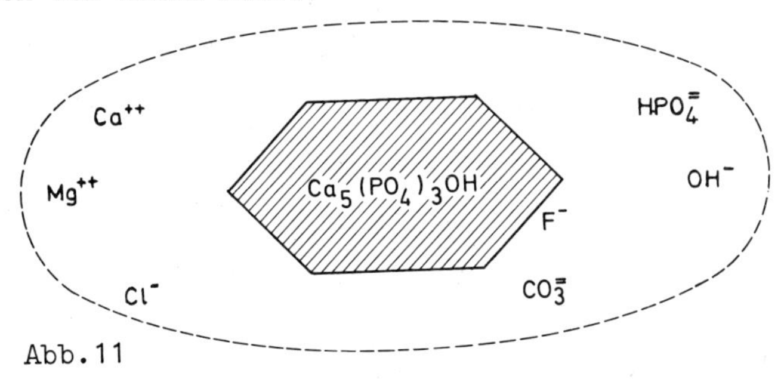

Abb.11

<u>IONEN</u> sind elektrisch positiv oder negativ geladene Teilchen.

<u>HINWEIS</u>: Schauen Sie evtl. in Ihr Chemiebuch!

Nennen Sie die positiv geladenen Ionen (Kationen) ....
....

Nennen Sie die negativ geladenen Ionen (Anionen), die in der Hydratationsschicht eingezeichnet sind: ....

Welches Ion befindet sich in der unmittelbaren Umgebung des Kristalliten? ....

2-9

6-23: a) Mikroorganismen b) Milchsäure c) Kohlenhydraten
d) Vergärung e) Sauerstoff f) Plaque
g) Fluoridionen- h) weggespült

Hohe lokale (d.h. hier in der Plaque-Schmelz-Grenzschicht) Fluoridionenkonzentrationen hemmen die Wirksamkeit der Enzyme, die Enzyme werden blockiert.
ENZYME = Fermente sind hochmolekulare Eiweißkörper, die in lebenden tierischen und pflanzlichen Zellen gebildet werden. Es sind BIOKATALYSATOREN, d.h. sie verändern nicht das Gleichgewicht einer chemischen Reaktion, sondern verringern die dazugehörige Aktivierungsenergie.
Sind nun die Enzyme der Mikroorganismen blockiert, so ist eine viel höhere Aktivierungsenergie notwendig, um die chemischen Reaktionen ihrer Stoffwechselleistung, der Vergärung niedermolekularer Kohlenhydrate zu Milchsäure, in Gang zu setzen.
Die Folge ist, daß die Mikroorganismen nicht mehr oder nur noch eingeschränkt .... produzieren können.

Die dritte Theorie kann man also als Enzym................. beschreiben.

2-9: a) Hydratationsschicht

b) Ca^{++}, Mg^{++}

c) F^{-}, $HPO_4^{=}$, $CO_3^{=}$, OH^{-}, Cl^{-}

d) F^{-}

Wie Sie schon in Lernschritt *2-4* gelernt haben, besteht der Schmelz zu ungefähr 2 % aus Wasser, zu etwa 1 % aus .... und zu ca. ...... % aus .... Stoffen.

Der hohe Prozentsatz an anorganischen Substanzen ergibt sich aus der chemischen Zusammensetzung der Kristalliten des Schmelzes, die aus anorganischen Elementen aufgebaut sind. Es handelt sich hierbei um ein Kalksalz, ein Kalziumphosphat. Wegen der besonderen Zusammensetzung des Kalziumphosphates, aus dem die Kristalliten aufgebaut sind, nennt man dieses Kalksalz APATIT.

2-10

6-22: a) Remineralisation *b) Rekristallisation*

c) keine Zeit *d) Möglichst SELTEN Süßes!*

e) selten *f) nein*

Die beiden ersten Theorien versuchen, den Wirkungsmechanismus der Kariesreduktion durch Fluorid anhand von Vorgängen im Schmelz zu erklären.

Die dritte Theorie sucht die Erklärung an einer anderen Stelle, der Plaque. 50-80 % der Plaque sind .... Viele Arten können ....säure aus niedermolekularen .... bilden. Zu dieser Stoffwechselleistung sind sie durch ihr kompliziertes ENZYMSYSTEM befähigt. Der chemische Prozeß dieser Stoffwechselleistung ist die ...., die nur in Anwesenheit von .... erfolgen kann, möglichst also innerhalb der ....

In Abb. 43 zur 2.Theorie sahen Sie, daß die Plaque-Schmelz-Grenzschicht der Ort ist, an dem sich durch Ionenaustausch stets eine Ansammlung verschiedener Ionen findet. Ist die Fluoridionenkonzentration des Schmelzes hoch, so befinden sich auch stets ansehnliche ....konzentrationen in der Plaque, um so mehr, da sie hier nicht vom Speichel .... werden können.

2-10: a) organischen   b) 97 %   c) anorganischen

Die Summenformel für das einfache Kalziumphosphat ist:

$$Ca\,H\,PO_4$$

Der Unterschied zwischen diesem einfach gebauten Kalziumphosphat und dem Apatit des Schmelzes

$$Ca_5\,(PO_4)_3\,OH$$

besteht darin, daß sich das einfache Kalziumphosphat in viel Wasser schnell auflöst und seine Ionen, das .... und .... , frei und unabhängig voneinander, "gelöst", herumschwimmen.
Der APATIT dagegen hat KRISTALLGITTERstruktur. Diese ist so wohlgefügt, daß sich Apatit in neutralem Wasser nicht auflöst, sondern daß nur einzelne Ionen wandern und ausgetauscht werden.

6-21: a) Ionengemisch *b) Säureangriff*

c) Fluorapatit *d) Kalziumphosphat*

Da es sich bei diesem Vorgang um eine Wiedereinlagerung von Mineralien handelt, sprechen wir von einer .... oder, da es sich um eine Wiederauskristallisierung handelt, von einer ....

Erfolgt aber Säureangriff auf Säureangriff, wie das z.B. bei wiederholtem Süßigkeitskonsum zwischen den Mahlzeiten der Fall ist, so bleibt für die Remineralisation wenig oder............. (Denken Sie an die Beziehung zwischen pH-Wert und Zeit nach Süßigkeitsaufnahme). Das ist die exakte Begründung für die Forderung einer kausalen Kariesprophylaxe: .... !

Obwohl die besonders reaktionsfreudigen Fluoridionen den Remineralisationsprozeß beschleunigen, sind sie auch in hoher Konzentration in dieser Weise nur wirksam, wenn Säureangriffe .... sind.

Kann eine Kavität durch diesen Wirkungsmechanismus wieder ausheilen? ....

6-22

2-11: a) Ca^{++} *b)* $HPO_4^{=}$

Geben Sie die Summenformel für den Apatit des Schmelzes an:

....

Der Apatit liegt in ....struktur vor.
Er wird aufgrund dieser Struktur nicht wie das einfache Kalziumphosphat in Wasser gelöst, sondern es werden nur einzelne Ionen ....

Wie Sie gelernt haben, kann ein Kristall wachsen durch gesetzmäßige Anlagerung bestimmter Teilchen. Der Schmelzkristallit ist schon aus einem kleinen Kristallkorn zu seiner Größe herangewachsen. Sie können deshalb verstehen, daß die obige Summenformel nur den einfachsten Ausschnitt aus der gesamten Summenformel eines Kristalliten wiedergibt.

2-12

In der letzten Abb. sahen Sie, daß nach einem Säureangriff in der Plaque-Schmelz-Grenzschicht ein ....gemisch vorliegt, das alle Bestandteile enthält, aus denen wieder neuer Apatit entstehen könnte. Zudem ist der Schmelz frisch angeätzt, d.h. er ist besonders reaktionsfreudig und kann neue Ionen anlagern, sobald der .... aufgehört hat.

Nach dem Säureangriff erfolgt tatsächlich eine Wiederausfällung von Kalziumphosphat.

Wenn die F^- - Ionenkonzentration an der Plaque-Schmelz-Grenzschicht hoch genug ist, wird vor allem ....-apatit ausgefällt.

Fehlt die hohe F^- - Ionenkonzentration, wird vorwiegend das einfache, wenig widerstandsfähige .... ausgefällt.

2-12: a) $Ca_5 (PO_4)_3 OH$ b) Kristallgitterstruktur

c) ausgetauscht

Die positiv geladenen Ionen haben Sie schon als Kationen kennengelernt. Negativ geladene Ionen nennt man ANIONEN. Das Anion, das Sie beim Apatit des Schmelzes kennengelernt haben, ist die OH^--Gruppe = HYDROXYLGRUPPE.
Diese Hydroxylgruppe ist ersetzbar durch die CARBONATGRUPPE $CO_3^=$, oder durch das FLUORION F^-.

Eine Strukturverbesserung des Schmelzkristalliten wird dadurch erreicht, daß das Hydroxylion an mehreren Stellen im Kristalliten durch das Fluorion ersetzt wird.

Der Apatit des Schmelzes liegt immer als eine MISCHFORM aus Hydroxylapatit, Carbonatapatit und Fluorapatit vor.
Je mehr Fluorapatit in dieser Mischform enthalten ist, desto widerstandsfähiger ist die Kristallgitterstruktur.

6-19: a) widerstandsfähig b) geringer
c) Löslichkeitsreduktion d) reduziert
e) demineralisiert

Die zweite Theorie ist die der Remineralisation oder REKRISTALLISATION. Der Prozeß der Remineralisation ist Ihnen bereits aus Lektion 2 bekannt.

Diese Theorie besagt nun, daß nur in Anwesenheit einer hohen F^--Ionenkonzentration während der Remineralisationsphase aus den herausgelösten, aber noch vorliegenden Ionen wieder Apatit entstehen kann, wenn deren Ionenkonzentration hoch genug ist.
Andernfalls kommt es nach dieser Theorie nur zur Ausfällung des einfachen Kalziumphosphats $Ca\ H\ PO_4$.

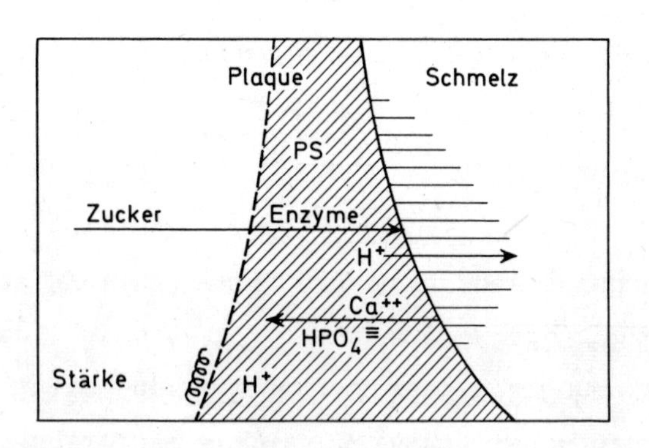

Abb.43

Der Apatit des Schmelzes liegt als ....-form vor.

Welche Anionen sind im Schmelzkristalliten enthalten?

....

Welches Anion bewirkt eine Strukturverbesserung der Kristallgitterstruktur? ....

Schreiben Sie bitte die Namen der Apatite, die in Mischform im Schmelz vorliegen:

.... ,

.... ,

....

6-18: a) unlösbar

b) Kristallgitterstruktur

c) widerstandsfähiger

Durch Einlagerung von überdurchschnittlich vielen Fluoridionen wird die Kristallgitterstruktur optimal , d.h. sehr .... gegen Säureätzung.

Die Löslichkeit des fluoridreichen Zahnes in Säuren ist also .... als die des fluoridarmen, sie ist reduziert. Auf dieser Behauptung beruht die Theorie der Löslichkeits- ....

Sie scheint durch folgenden Versuch belegt zu sein:
Legen Sie einen fluoridreichen und einen fluoridarmen Zahn in eine Säurelösung. Sie stellen fest, daß die Löslichkeit des fluoridreichen Zahnes .... ist. Der fluoridarme Zahn wird schneller entkalkt = ... (Fachausdruck).

6-19

2-14: a) Mischform

b) OH^-, $CO_3^{=}$, F^-

c) F^-

d) Hydroxylapatit *e) Carbonatapatit* *f) Fluorapatit*

ZUSAMMENFASSUNG:

Die Zahnhartsubstanz, die beim gesunden Zahn mit gesundem marginalen Parodont dem Mundmilieu mit seinen disponierenden Lokalfaktoren ausgesetzt ist, ist der ....
Er ist aufgebaut aus langgestreckten .... , die von der Zahnoberfläche zum .... hin verlaufen.
Diese sind wiederum aufgebaut aus .... , von denen jeder einzelne mit einer Wasserhülle = ...-schicht umgeben ist. Die Schmelzkristallite sind feste, von ebenen Flächen begrenzte Körper. Sie sind aufgebaut aus einem bestimmten Kalziumphosphat, das man .... nennt.
Der Apatit hat ....struktur. Durch diese wohlgefügte Struktur ist er nicht .... in neutralem Wasser.

6-17: a) $Ca_5 (PO_4)_3 F$ *b) reich*

Sie haben gelernt, daß Apatit im Gegensatz zu dem einfachen Kalziumphosphat in neutralem Wasser .... ist, u.z. durch die wohlgefügte ....-struktur der Schmelzkristallite.

Erst Säuren können im Munde diese widerstandsfähige Kristallgitterstruktur angreifen und den Schmelz langsam entkalken.

Je mehr Fluorapatit aber im Schmelz enthalten ist, desto .... ist der Schmelz gegen diese Säurenangriffe.

6-18

2-15: a) Schmelz

b) Prismen

c) Dentin

d) Kristalliten

e) Hydratationsschicht

f) Apatit

g) Kristallgitterstruktur

h) löslich

ZUSAMMENFASSUNG: (Fortsetzung)

Das einfache Kalziumphosphat ist .... in reichlich Wasser. Beim Apatit des Schmelzes werden nur einzelne Ionen .... Der Apatit des Schmelzes liegt als .... vor aus ....apatit, ...apatit und ....apatit.

Je mehr ....ionen als Anionen in den Kristalliten eingelagert sind, desto widerstandsfähiger ist der Kristallit.

2-16

6-16: a) Hydroxylapatit   b) Carbonatapatit   c) Fluorapatit
d) Fluorapatit

<u>AUFGABE</u>: Führen Sie diese eben besprochene Operation in der Formel durch:

$$Ca_5\,(PO_4)_3\,OH + F^- \rightleftharpoons Ca_5\,(PO_4)_3 \ldots + OH^-$$

Hydroxylapatit   Fluorapatit

Das gleiche gilt sinngemäß für die anderen Apatitformen, jedoch spielen Hydroxylapatit und Fluorapatit die wichtigste Rolle.
Dieser Vorgang kann in beiden Richtungen ablaufen. Die Richtung wird dabei außer der Affinität auch durch die Konzentration der vorhandenen Ionen entschieden. Es kommt aber auch bei hoher Fluoridkonzentration nie zu reinem Fluorapatit. Schmelz bleibt immer eine Mischform. Allerdings kann er bei hohem Fluoridangebot sehr .... an Fluorapatit werden.

6-17

2-16: a) löslich

b) ausgetauscht

c) Mischform

d) Hydroxylapatit e) Carbonatapatit f) Fluorapatit

g) Fluorionen

ZUSAMMENFASSUNG: (Fortsetzung)

Jeder einzelne Kristallit ist umgeben von einer Hydratationsschicht. In dieser findet freier Ionenaustausch statt.

Zeichnen Sie bitte die Ionen in die Wasserhülle ein!

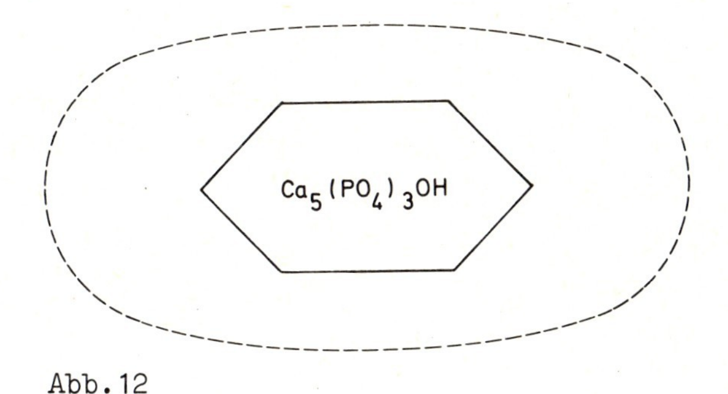

Abb.12

6-15: Fluor

Der Apatit des Schmelzes liegt als biologische Mischform vor aus:

1. ....
2. ....
3. ....

Apatit ist kein starres kristallines System, sondern durch Ionenaustausch ständig veränderbar.

F^- - Ionen haben das Bestreben, OH^- - Ionen von ihrem Platz im Apatitkristallgitter zu verdrängen. Dies liegt daran, daß Fluorionen reaktionsfreudiger sind (= sie haben eine größere Affinität zu Kalzium). Voraussetzung für den Ionenaustausch ist, daß genug Fluorionen in der Speichel-Schmelz-Plaque-Grenzschicht verfügbar sind.

Aus dem Hydroxylapatit kann also durch Ionenaustausch ...... apatit werden.

6-16

2-17: a) 7 Ionen:

Schauen Sie evtl. in Lernschritt 2-9 nach

<u>HINWEIS</u>: Wenn Sie eine Pause einlegen wollen, tun Sie es jetzt. Die folgenden Lernschritte bilden wieder eine Einheit.

6-14: a) 1 ppm b) 1,5 ppm c) 1 ppm d) 5 ppm
e) Schmelzreifungsphase f) nein

In den nächsten Lernschritten sollen drei Theorien über die Wirkungsweise des Elementes .... erläutert werden, das wie Chlor und Jod zur Gruppe der Halogene im Periodischen System gehört.

A Löslichkeitsreduktionstheorie

B Remineralisationstheorie

C Theorie der Bakterienenzymhemmung

Experimente und Erfahrung haben gezeigt, daß beim gesunden Zahn mit gesundem marginalen Parodont immer zuerst der Schmelz dem kariösen Angriff anheimfällt, erst später das Dentin, wenn schon ein Schmelzbezirk zerstört ist.
Schmelz ist beim gesunden Zahn mit gesundem marginalen Parodont diejenige Zahnhartsubstanz, die dem Mundmilieu als einzige ausgesetzt ist.
Aus dieser Tatsache kann man schließen, daß die KARIÖSE ZERSTÖRUNG auf äußere Ursachen zurückzuführen ist.

Krankheiten, die durch Schädigung von außen hervorgerufen werden, nennt man exogene Krankheiten.

Karies ist wegen der oben genannten Tatsache eine .... Krankheit der Zahnhartsubstanzen.

Bei marginalen Parodontopathien kann außer dem Schmelz durch Zahnfleischschwund auch das .... dem Mundmilieu ausgesetzt sein. Wird diese Zahnhartsubstanz dann ebenso durch Karies angegriffen wie der Schmelz? ....

6-13: a) einzelnen *b) Zahnpflege-*
c) Ernährungsgewohnheiten *e) nicht*

<u>AUFGABE:</u> Wie hoch ist die optimale prophylaktische Konzentration von Fluorid im Trinkwasser? ....

Bei wieviel ppm treten Schmelzflecken auf? ....

Wie groß ist die therapeutische Breite? Von ...... bis ....

In welcher Phase können Schmelzflecken entstehen? In der ....

Ist es wahrscheinlich, daß bei prophylaktischer Dosierung Schmelzflecken auftreten? ....

6-14

2-18: a) exogene b) Cement c) ja

Die zentrale Frage nach der Kariesentstehung = <u>KARIESÄTIOLOGIE</u> ist: WER oder WAS bewirkt die <u>kariöse Zerstörung</u>?

Wie Sie zu Anfang dieser Lektion gelernt haben, besteht eine gewisse Anfälligkeit der Zahnhartsubstanzen gegen chemische Einflüsse.

Der Krankheitsverlauf der Karies soll am Beispiel des Schmelzes erläutert werden.

Der Apatit des Schmelzes ist durch seine wohlgefügte Kristallgitterstruktur nicht löslich in neutralem Wasser (pH-Wert = 7).

<u>HINWEIS</u>: Falls Sie diesen Begriff: pH-Wert nicht kennen, schauen Sie bitte in Ihr Chemiebuch. Stichworte: pH-Wert, Dissoziationsgrad.

Bei hoher H^+-Ionen-Konzentration an der Schmelzoberfläche, also in saurem Milieu, diffundiert beschleunigt H^+ ins Innere der Kristalliten hinein und verdrängt Ca^{++} aus dem Kristallgitter des Apatits.

Die Kristalliten werden also langsam <u>entkalkt</u>.

6-12: a) Karieshemmung b) Gesundheit
c) Schmelzflecken d) 1,5 ppm

Alle kausalen Maßnahmen, die in den vorigen Lektionen eingehend dargestellt wurden, setzen einen langen Umerziehungsprozeß der Bevölkerung voraus, ehe sie wirksam werden können.

Denn es ist ganz vom Willen des .... abhängig, ob er seine ....- und ....-gewohnheiten ändert.

Mit den Mitteln der kollektiven FLUORPROPHYLAXE steht aber eine Möglichkeit der Prophylaxe offen, die .... vom Willen des einzelnen abhängt, womit also die gesamte Bevölkerung erreicht wird, z.B. mit der TRINKWASSERFLUORIDIERUNG.

6-13

Eine solche Entkalkung in .... Milieu können Sie durch ein Experiment nachprüfen:
Legen Sie einen Zahn in eine konzentrierte Säure. Er wird nach einiger Zeit aufgelöst sein. Bei dieser Auflösung verschwindet der Schmelz, obwohl die organischen Bestandteile (etwa 1 %) nicht mit aufgelöst werden.
Die Umrisse des Zahnes bleiben aber immer erhalten, da das Dentin einen größeren Prozentsatz an organischen Substanzen enthält als der Schmelz und im Experiment nicht sichtbar verändert wird.
Die Zahnkrone ist nach diesem Versuch aber kleiner und nicht mehr .... , sondern gummielastisch.

Bei diesem Experiment verläuft die Entkalkung als stürmische Auflösung. Eine solche stürmische Auflösung läuft nur bei sehr hoher H^+-Ionen-Konzentration ab, also nur durch Einwirkung von sehr starken Säuren.

KEINE Arbeit weist bisher Gesundheitsschäden nach, selbst wenn fünfmal höhere Dosen als prophylaktisch optimal verabreicht werden.
Bei vielem, was wir täglich einnehmen, selbst bei Nahrungsmitteln, die seit langer Zeit als gut und harmlos gelten, kennt man viel weniger den genauen Wirkungsmechanismus. Für Fluorid gilt, daß man über seine Unbedenklichkeit viel mehr weiß als etwa über die Unbedenklichkeit der Kartoffel.

Damit kennen wir bereits die 2 wichtigsten Argumente für die Einführung einer kollektiven und/oder individuellen Fluorprophylaxe:

→ erwiesene Karies............... = <u>Wirksamkeit</u>

→ erwiesene <u>Unschädlichkeit</u> für die ....

Die einzig bekannten, kosmetisch störenden Nebenerscheinungen sind die ...., die erst ab .... ppm pro Tag (über Jahre) gehäuft auftreten können.

2-20: a) saurem b) hart

Wichtig ist, daß der Vorgang, wie er im Experiment dargestellt wurde, im Munde nicht so abläuft. Dort gibt es keine starken, hochkonzentrierten Säuren. Zudem werden dort die organischen Substanzen nach der Entkalkung ebenfalls zerstört durch Faktoren, die im Munde, nicht aber im Experiment vorhanden sind.
Alle, auch schwache Säuren, sind in der Lage, die Apatitkristalliten des Schmelzes zu lösen.

HINWEIS: Falls Sie den Unterschied zwischen starken und schwachen Säuren nicht kennen, schauen Sie in Ihr Chemiebuch.
Stichwort: pH-Wert, Dissoziationsgrad.

Wichtig ist für unser Thema, daß schwache Säuren, wie sie im Munde vorkommen können, die Hartsubstanzen nur langsam auflösen können. Sie werden zudem schnell vom Speichel verdünnt und weggespült; es sei denn, daß durch Zahnbeläge der Speichel kaum zur Zahnoberfläche gelangen kann.

6-10:

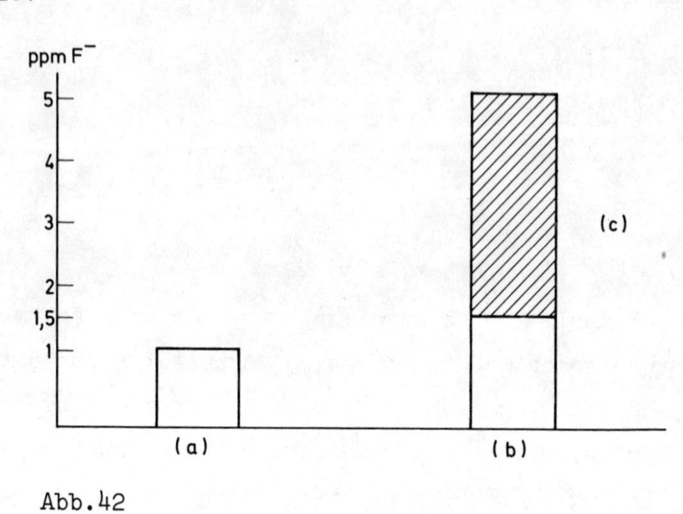

Abb.42

d) nein

Durch Untersuchungen wußte man zwar, daß Fluorid eine <u>karies-protektive</u> = vor Karies schützende Wirkung hat, das Auftreten der Schmelzflecken und den Mechanismus der Karieshemmung kannte man aber noch nicht und kennt ihn bis heute noch nicht in allen Einzelheiten.

Wenn trotzdem etwa 120 Mio. Menschen (in den USA allein 10 Mio. natürlich fluoridreiches Wasser) fluoridiertes Trinkwasser erhalten, so geschieht das nicht leichtfertig, sondern unter dem Eindruck einer Vielzahl von wissenschaftlichen Untersuchungen, die

→ die Karieshemmung erwiesen haben

→ gesundheitliche Schäden oder Nebenwirkungen nicht beobachteten.

6-11

Kalksalze sind MINERALIEN. Wenn Säuren diese Mineralien aus den Hartsubstanzen herauslösen, nennen wir diesen Prozeß ......-mineralisierung bzw. Demineralisation.

Bei der Karieserkrankung werden die Schmelzkristallite (Kalziumphosphat in Kristallgitterstruktur) angelöst. Die Hartsubstanzen werden entkalkt, es entsteht eine kariöse LÄSION (Verletzung) der Hartsubstanzen.

Der wichtigste Prozeß im Kariesgeschehen ist also als Entkalkung oder .... zu verstehen.

Der Entkalkungsprozeß soll durch folgende Abbildungen deutlich gemacht werden:

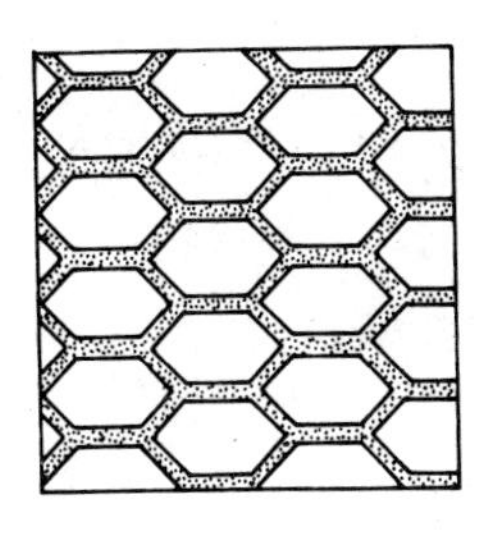

gesund
Abb.13

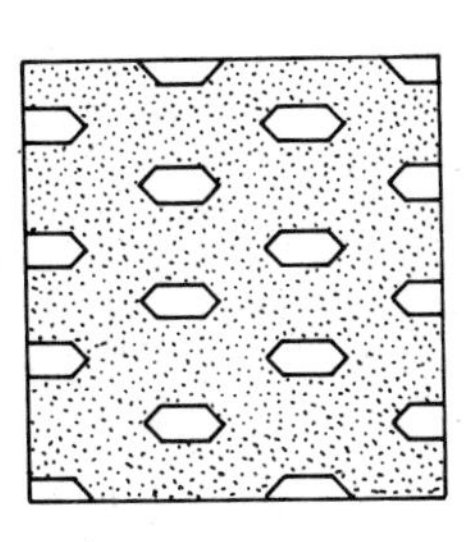

kariös erkrankt
Abb.14

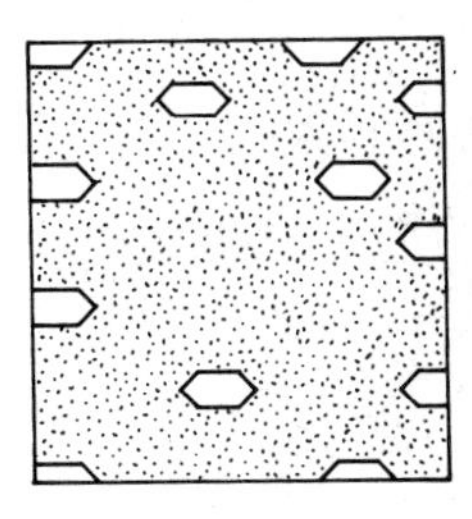

kariös zerstört
Abb.15

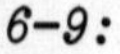

6-9:

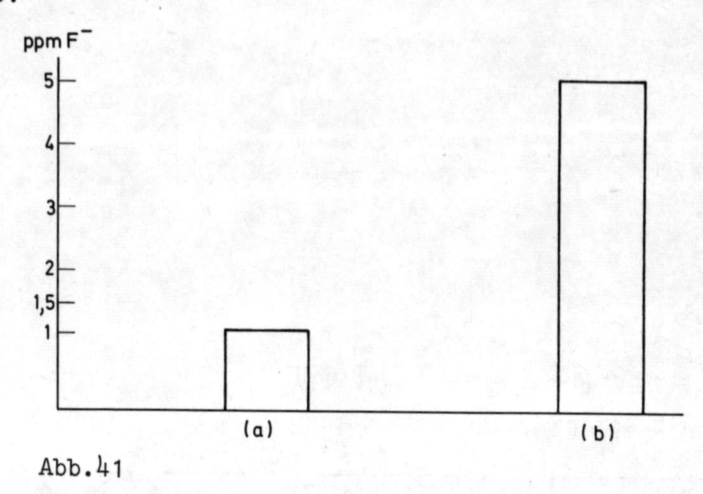

Abb.41

Zeichnen Sie bitte in (b) den Bereich ein, in dem gehäuft Schmelzflecken auftreten, da während der Schmelzreifungsphase ein zu hohes Angebot an Fluorid bestand.

Können Schmelzflecken noch gebildet werden, wenn der Zahn bereits durchgebrochen ist? ....

6-10

2-22: a) Entmineralisierung b) Demineralisation

Wie Sie aus den Abbildungen erkennen konnten, werden die Kristallite durch Entkalkung zunehmend .... , die Hydratationsschicht dagegen zunehmend .... , bis die stark verkleinerten Kristallite schließlich aus dem Kristallverband herausfallen und einen nicht heilbaren Defekt hinterlassen, denn an ihrer Stelle können keine neuen Kristallite gebildet werden.

Ein solcher Defekt, ein "Loch im Zahn", heißt mit dem Fachausdruck KAVITÄT (cavum, lat. = Hohlraum); er kann nicht wieder .... wie etwa eine Schnittverletzung. Der Defekt im Stadium der 3. Abbildung in Lernschritt 2-22 ist irreversibel, also nicht wieder rückgängig zu machen.

6-8: a) 1 ppm *b) 1,5 ppm*

<u>AUFGABE:</u> Zeichnen Sie nachfolgend ein Diagramm, das die Kennwerte der Trinkwasserfluoridierung enthält:

a) optimaler karieshemmender Wert

b) therapeutische Breite = Verhältnis der maximalen Dosis (ohne wesentliche Nebenwirkungen verträglich) zu der minimalen noch wirksamen Dosis

Versuchen Sie es mit einem Säulendiagramm!

Abb. 40

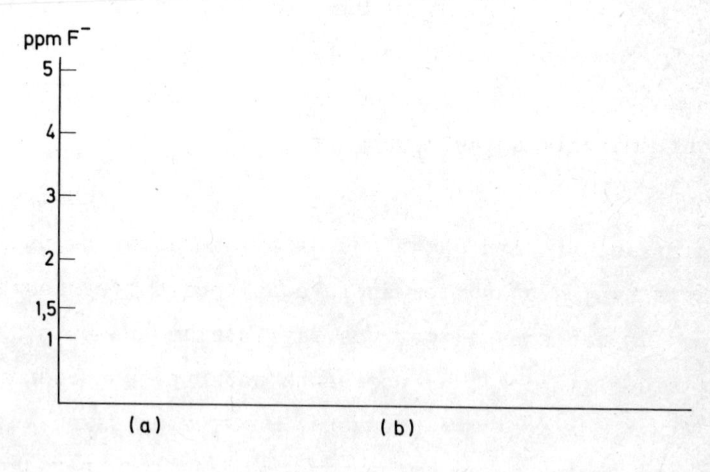

2-23: a) kleiner b) breiter (größer)

c) heilen

Der erste Säureangriff auf den Schmelz demineralisiert diese Hartsubstanz teilweise. Die Apatitkristallite werden vom Rand her angelöst und immer ....

Diese erste teilweise Tiefenentkalkung des Schmelzes durch kariösen Angriff nennt man <u>initiale (beginnende) kariöse Läsion</u> (Verletzung).

Hier sind die Kristallite zwar verkleinert, aber noch nicht herausgefallen.

Die aus dem Schmelz gelösten Ionen Ca^{++} und $HPO_4^{=}$ liegen in der unmittelbaren Umgebung des Zahnes noch als Ionen vor.

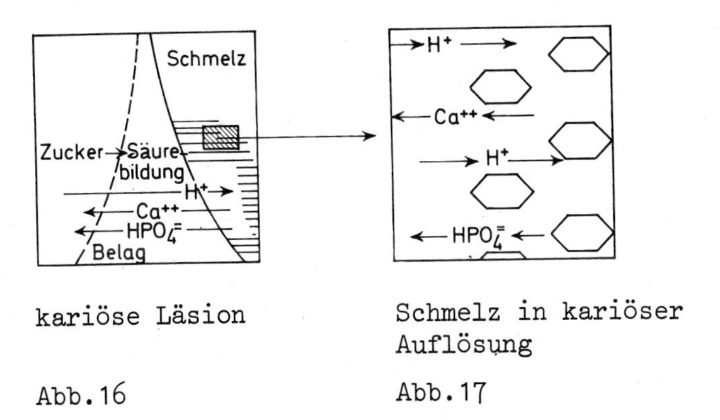

kariöse Läsion

Abb.16

Schmelz in kariöser Auflösung

Abb.17

6-7: nein

Ist die Konzentration des Fluorids im Trinkwasser auf 1,5 ppm erhöht, treten nicht selten bereits Schmelzflecken auf, zuerst kreidige Flecken, die später pigmentiert sind.
Das liegt wahrscheinlich an dem besonders hohen Wasserkonsum des Individuums, denn die Dosierung richtet sich ja nach der individuellen Wasseraufnahme.
Schmelzflecken können sich nur in der SCHMELZREIFUNGSPHASE bilden. Es sind Zahnverkalkungsstörungen durch Übergebrauch von Fluor beim Jugendlichen im Laufe von Jahren.
Die Ameloblasten = schmelzbildenden Zellen, sind bei sehr hohem Fluoridangebot nicht in der Lage, den Apatit ganz regelmäßig aufzubauen.
(Wenn ein Zahn in die Mundhöhle durchbricht, ist der Schmelz bereits entwickelt und ausgereift. Er kann durch hohes Fluoridangebot im Mundmilieu aber noch zu größerer Widerstandsfähigkeit nachreifen.) Außer mit den Schmelzflecken, die nur kosmetisch störend sind, ist mit Nebenwirkungen nicht zu rechnen, selbst wenn die Dosis bis auf 5 ppm erhöht ist.
Das bedeutet, daß selbst fünffache Überdosierung der therapeutisch optimalen Fluoridkonzentration von ...... ppm nicht zu Gesundheitsschäden führt. Allerdings ist ab ...... ppm mit gehäuft auftretenden Schmelzflecken zu rechnen.

6-8

2-24: kleiner

Die schwachen Säuren im Munde können die Demineralisation nur unter besonderen Bedingungen bewerkstelligen:

1. Sie müssen lange mit der Zahnoberfläche in Kontakt bleiben, da sie die recht widerstandsfähigen Kristallite nur langsam lösen können. (Die lange Verweildauer wird durch die Zahnbeläge begünstigt.)
2. Sie müssen häufig neu gebildet werden, da sie vom Speichel verdünnt und weggespült werden können.

2-25

6-6: A ist richtig

Man konnte die Fluoridkonzentration des Trinkwassers ermitteln, bei der die Karieshemmung optimal ist:

Bei durchschnittlicher Wasseraufnahme in gemäßigtem Klima beträgt diese Konzentration etwa 1 mg Fluorid auf 1 Liter Wasser, oder 1 ppm (= part per million) Fluorid bei Erwachsenen.

Bringt eine weitere Erhöhung des Fluoridgehaltes im Trinkwasser eine weitere entscheidende Verbesserung der Karieshemmung? ....

6-7

Nachdem ein Säureangriff auf die Zahnhartsubstanz beendet und die Säure neutralisiert ist, kann ein der Demineralisation entgegengesetzter Prozeß beginnen, der Prozeß der REMINERALISATION.

Die Ionen, die noch in der unmittelbaren Umgebung des Zahnes vorliegen, werden wieder in die verkleinerten Kristallite eingebaut, die Kristallite wachsen wieder.

Wie die Demineralisation nur langsam verläuft, läuft auch der Prozeß der .... nur langsam ab.

Sind die Säureangriffe sehr selten, und wird die Säure schnell durch den Speichel verdünnt und weggespült, bleibt nur wenig Zeit für die ....

Erfolgt hingegen Säureangriff auf Säureangriff, wird also häufig Säure neugebildet und diese durch die Zahnbeläge auf der Zahnoberfläche lange festgehalten, so bleibt nur sehr wenig oder gar keine Zeit für die ....

Die Entkalkung schreitet dann nach dem ersten Angriff fort, bis der Prozeß der Remineralisation den Schaden nicht mehr "heilen" kann und eine .... (Fachausdruck) entstanden ist.

6–5: a) unterdurchschnittlichen

b) unterdurchschnittliche Karieserkrankungsrate

Welches der nachfolgenden (hypothetischen) Diagramme gibt diesen Zusammenhang im Prinzip richtig wieder?

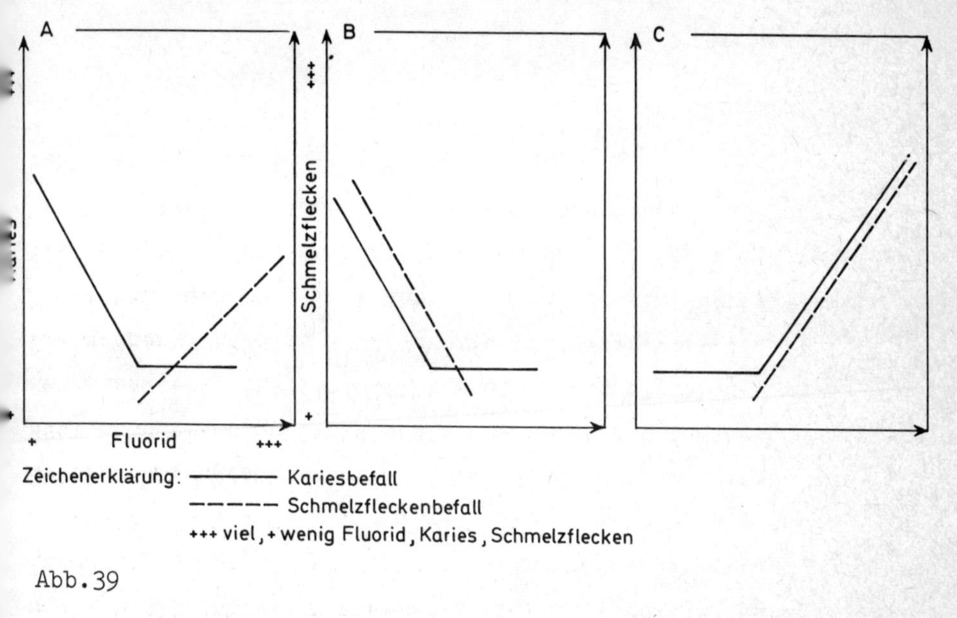

Abb.39

Richtig ist | A | B | C |

6–6

2-26: *a) Remineralisation*

b) Demineralisation

c) Remineralisation

d) Kavität

ZUSAMMENFASSUNG

Der chemische Hauptbestandteil der Zahnhartsubstanzen ist ein ....-salz. Dieses kann durch .... gelöst werden. Den Vorgang nennt man .... (Fachausdruck).

Im Munde können die Kalksalze der Zartsubstanzen durch .... Säuren gelöst werden.

Der Entkalkungsprozeß verläuft im Munde sehr ...., fast unmerklich. Er wird erst offenbar, wenn bereits eine .... entstanden ist.

Die schwachen Säuren können den Auflösungsprozeß nur unter 2 Voraussetzungen bewirken:

1. Sie müssen .... bleiben.
2. Sie müssen .... werden.

6-4 a) F^- - Ionen b) Fluorapatit c) widerstandsfähiger d) Fluorapatit e) weniger (3)

In den beschriebenen Gegenden der amerikanischen Südstaaten wurde später tatsächlich eine unterdurchschnittliche Karieserkrankungsrate bei der Bevölkerung festgestellt.

Schmelzfleckenbefall steht also nicht nur in Zusammenhang mit fluoridreichem Trinkwasser, sondern auch mit einer .... Karieserkrankungsrate.

hohe Fluoridkonzentration des Trinkwassers →

mottled teeth
....

6-5

2-27: a) Kalksalz

b) Säuren

c) Demineralisation

d) schwache

e) langsam

f) Kavität

g) lange mit der Zahnoberfläche in Kontakt

h) häufig neu gebildet werden

Der entgegengesetzte Vorgang, bei dem die herausgelösten Ionen wieder in den Schmelz eingelagert werden können, heißt .... Durch diesen Vorgang kann die initiale kariöse Läsion noch "geheilt" werden, denn es sind noch keine .... verlorengegangen. Ist aber bereits eine .... entstanden, so ist die kariöse Läsion irreversibel.

2-28

6-3: a) Fluorapatit *b) widerstandsfähig*

Ein hoher Fluoridgehalt im Trinkwasser bewirkt ein großes Fluoridangebot in dem Milieu, das den Schmelz umgibt.
Durch Ionenaustausch können viele OH^- - Ionen durch .... ersetzt werden.
Der Anteil an ....apatit im Schmelz wird bei solch hohem Angebot recht groß.
Solcher Schmelz ist .... gegen äußere Einflüsse als Schmelz, der nur wenig .... enthält.
Die Anfälligkeit des Schmelzes gegen äußere Einflüsse, z.B. Säureätzung, ist also in Gegenden mit fluoridreichem Trinkwasser reduziert.

Wird es dort durchschnittlich

1	mehr
2	gleich viel
3	weniger an Karies erkrankte Zähne geben?

6-4

2-28: a) Remineralisation

b) Kristallite

c) Kavität

Die nächste Frage ist: um welche schwachen Säuren handelt es sich bei der Demineralisation der Zahnhartsubstanzen?

Man hat festgestellt, daß es sich dabei vor allem um die schwache organische MILCHSÄURE handelt.
Milchsäure ist ein Abbauprodukt von Kohlenhydraten.

Zu der Gruppe der Kohlenhydrate gehören alle Zucker, u.a. Traubenzucker, Fruchtzucker, Malzzucker, Rohrzucker (unser gewöhnlicher Haushaltszucker).
Milchsäure ist auch ein Abbauprodukt der großen Gruppe von Kohlenhydraten, die man unter dem Sammelnamen STÄRKE zusammenfaßt.
Stärke ist ein wesentlicher Bestandteil von Kartoffeln, Reis, Brot, Getreide und anderen "Stärkeprodukten".

2-29

Bei dem stets ablaufenden IONENAUSTAUSCH werden immer nur einzelne Ionen <u>ausgetauscht</u>.

Z.B. wird die Hydroxylgruppe aus dem Hydroxalapatit (Ca_5 $(PO_4)_3$ OH) durch ein Fluorion ersetzt, es entsteht

....

Wie Sie schon gelernt haben, ist ein hoher Anteil von Fluorapatit im Kristalliten besonders günstig. Der Kristallit wird dadurch besonders .... gegen äußere Einflüsse. Fluor ist das reaktionsfähigste Element, das es gibt. Seine chemischen Verbindungen können sehr fest sein.

<u>HINWEIS</u>: Fluor gehört zur 7. Gruppe des PERIODISCHEN SYSTEMS, zur Gruppe der HALOGENE (s. dort).

Die einfachsten Zucker unserer Nahrung sind Traubenzucker = GLUCOSE und Fruchtzucker = FRUKTOSE.
Sie werden als Monosaccharide eingeordnet.

Beim Rohrzucker, dem gewöhnlichen Haushaltszucker, = SACCHAROSE und beim Malzzucker = MALTOSE handelt es sich um Disaccharide (di, griech. = zwei).

Disaccharide sind zusammengesetzt aus zwei Monosaccharideinheiten. Die Monosaccharide sind bereits bekannt: (Fachausdrücke) .... und ....

Sie haben bereits in den vorangegangenen Lektionen einiges über die Auswirkungen des Fluoridions auf den Zahnschmelz erfahren.
Zwischen dem Schmelz und dem umgebenden Milieu findet ein steter Ionenaustausch statt.
Dieser Ionenaustausch ist nicht zu verwechseln mit dem Prozeß der Demineralisation, der im sauren Milieu (erhöhte H^+-konzentration des Mundmilieus) stattfindet.
Bei der Demineralisation dringen H^+- Ionen in den Schmelz ein und CA^{++}- Ionen werden aus den Kristalliten herausgelöst.

Bei der Remineralisation findet der umgekehrte Prozeß statt. H^+- Ionen wandern aus dem Schmelz ins Mundmilieu zurück, und die an der Zahnoberfläche noch vorliegenden herausgelösten Ionen können wieder in den Schmelz eingelagert werden.

2-30: a) Glucose b) Fruktose

Der Rohrzucker = (griech.) .... ist zusammengesetzt aus einer Glucoseeinheit und einer Fruktoseeinheit.

Malzzucker = (griech.) .... ist zusammengesetzt aus zwei Glucoseeinheiten.

SACCHAROSE MALTOSE

.... - .... - ....

Vor einigen Jahrzehnten entdeckte man in bestimmten Gebieten der amerikanischen Südstaaten eine Häufung seltsamer SCHMELZFLECKEN (opake, später pigmentierte Flecken im transparenten Schmelz), deren Ursache man nicht kannte.
Wasserwerkschemiker entdeckten den Zusammenhang zwischen dem hohen Fluoridgehalt des Trinkwassers und den "mottled teeth" (gefleckte Zähne).

2-31: a) Saccharose *b) Maltose*

c) Glucose *d) Fruktose*

e) Glucose *f) Glucose*

Die Säure, die die Zahnhartsubstanzen demineralisiert und damit wesentlich zur Entstehung der Karies beiträgt, nämlich die ...., ist ein Abbauprodukt der Kohlenhydrate. Deshalb kann man sagen, daß die Kohlenhydrate KARIOGEN = karieserzeugend wirken.

Durch Untersuchungen hat sich herausgestellt, daß sowohl Glucose als auch Fruktose, Saccharose und Maltose etwa gleichermaßen kariogen sind.

2-32

LEKTION 6

In dieser Lektion wird versucht, die Entdeckung des FLUORIDs für prophylaktische Zwecke darzustellen, sowie drei Theorien über den Wirkungsmechanismus der Fluoridprophylaxe.
Eine Synthese der drei Theorien wird versucht.
Die individuelle und kollektive Fluoridprophylaxe wird weiter erläutert.

Für die Lektion 6 brauchen Sie ungefähr 1 1/4 Stunde.

2-32: Milchsäure

ZUSAMMENFASSUNG:

Die schwache organische Säure, die die Zahnhartsubstanzen im Munde demineralisieren kann, ist die ....

Sie ist ein Abbauprodukt der ....

Zu diesen gehören die Zucker:

a) Monosaccharide: 1. .... , 2. ....

b) Disaccharide: 1. .... , 2. ....

Die Disaccharide sind zusammengesetzt aus zwei ....-einheiten.

1. .... aus ....

2. .... aus ....

Diese Gruppe der Kohlenhydrate bilden das SUBSTRAT, das zur Entstehung der Karies beiträgt.

"OHNE KARIOGENES SUBSTRAT KEINE KARIES!"

2-33

5-16: a) Gesellschaft

b) kollektive

c) 120 Millionen

d) Fluorzahnpasten

e) Fluortabletten

Ende der LEKTION 5

2-33: a) Milchsäure

b) Kohlenhydrate

c) Glucose

d) Fruktose

e) Saccharose

f) Maltose

g) Monosacchorideinheiten

i) Glucose und Fruktose

h) Saccharose

l) Glucose und Glucose

k) Maltose

Sie haben bereits eine weitere wichtige Gruppe der Kohlenhydrate kennengelernt, sie wird unter dem Namen .... zusammengefaßt.

Das Stärkemolekül ist ein Riesenmolekül, zusammengesetzt aus vielen Disaccharideinheiten der Maltose, bzw. aus vielen Monosaccharideinheiten der .... Deshalb wird die Stärke als <u>POLYSACCHARID</u> eingeordnet (poly, griech. = viel).

2-34

Die Trinkwasserfluoridierung ist eine prophylaktische Maßnahme der .... , man bezeichnet sie im Gegensatz zur individuellen Fluorprophylaxe des einzelnen auch als .:................. Fluorprophylaxe.

Zur Zeit werden .... Menschen durch die Trinkwasserfluoridierung prophylaktisch versorgt.
Leider wird diese Maßnahme in der BRD noch nicht in genügendem Umfang durchgeführt, obwohl sie seit 1974 gesetzlich erlaubt ist.
Hier kann der einzelne eine individuelle Fluorprophylaxe betreiben mit .... und ....

2-34: a) Stärke b) Glucose

Durch Untersuchungen hat man festgestellt, daß Stärke weit weniger kariogen ist als die genannten Zucker.

Die Ursache für diese unterschiedliche Kariogenität liegt in der Molekülgröße der verschiedenen Kohlenhydrate.

Stärke ist ein ....-molekül; sie wird als ....-saccharid eingeordnet.

Die genannten Zucker sind <u>niedermolekulare</u> Kohlenhydrate, sie werden als ....saccharide bzw. ....saccharide eingeordnet.

Sehr kariogen sind die .... Kohlenhydrate, die hochmolekularen Kohlenhydrate sind .... kariogen.

5-14: a) optimale Mundhygiene   b) dto.

Zu c) Gesellschaft (Öffentlichkeit)

Die Gesellschaft kann Karies- und Parodontalprophylaxe betreiben z.B. durch fluoridiertes Trinkwasser.

120 Millionen Menschen, davon allein 90 Mio. in den USA, werden zur Zeit auf diese Weise prophylaktisch versorgt.
Dies geschieht aufgrund vieler wissenschaftlicher Untersuchungen,
die a) die Karieshemmung durch FLUORIDE erwiesen haben,
b) gesundheitliche Schäden oder Nebenwirkungen der FLUORIDE bisher nicht beobachtet haben.
In der BRD wird diese kollektive Fluorprophylaxe noch nicht betrieben. Hier kann sich der einzelne durch Fluortabletten und Fluoridzahnpasten gegen Karies schützen.

5-15

2-35: a) Riesenmolekül *b) Polysaccharid*

c) Monosaccharide *d) Disaccharide*

e) niedermolekularen *f) weit weniger*

Aus den vorausgegangenen Lernschritten läßt sich für die Kariesprophylaxe der Schluß ziehen: je .... Zucker, desto .... Karies, am besten ist überhaupt .... Zucker.

Aber nicht nur die Menge des aufgenommenen Zuckers ist wichtig. Wichtiger noch als die Menge ist die Häufigkeit der Zuckeraufnahme pro Tag, bzw. die Gesamteinwirkungsdauer der Säure pro Tag.

Das soll anhand der Vipeholm-Studie erläutert werden, die vor einigen Jahren in Schweden durchgeführt wurde.

5-13: nein

Um solche Zahnfehlstellungen zu regulieren, müssen die Patienten über längere Zeit Geräte tragen, die den Zähnen anliegen.
Da diese Geräte zum Teil Tag und Nacht getragen werden sollen, ist die natürliche Zahnreinigung weitgehend außer Kraft gesetzt. Es werden viele zusätzliche Prädilektionsstellen hervorgerufen.

Aus dieser Tatsache gehen 2 Grundsätze hervor:

1. Entweder dürfen solche Geräte nur im kariesinaktiven Gebiß verwendet werden (das kommt aber sehr selten vor),
2. oder der Pat. muß vor Beginn der Behandlung so intensiv in der ....hygiene geschult sein, daß die Behandlung in bezug auf die Entstehung von kariösen Läsionen praktisch risikolos wird.

Kieferorthopädische Behandlung ist also nur dann sinnvoll, wenn der Pat. schon vor der Behandlung in .... unterwiesen wurde, und der Erfolg der Zahnputzinstruktion dauernd kontrolliert wird.

5-14

2-36: a) weniger   b) weniger   c) nie

Heiminsassen, deren Lebensgewohnheiten und Ernährungsgewohnheiten kontrollierbar waren, bekamen täglich eine Gesamtmenge von 270 g Zucker.

Die Gruppe A erhielt diese Gesamtmenge auf 4 Mahlzeiten, die Gruppe B auf 4 Mahlzeiten und 24 Zwischenmahlzeiten verteilt.

Nach einem Jahr wurden die neuen kariösen Läsionen ausgezählt. Die Gruppe A hatte einen Zuwachs an kariösen Läsionen von durchschnittlich 0,67 und die Gruppe B von 4,02.

Dieses überraschende Ergebnis läßt sich erklären durch die durchschnittliche Gesamteinwirkungsdauer der Säure pro Tag. Die ZEIT, in der die Säure auf die Zahnhartsubstanzen einwirken kann, ist also von besonderer Bedeutung. Diese Tatsache ist nicht sehr überraschend, wenn Sie sich den Prozeß der Demineralisation und den der Remineralisation wieder vergegenwärtigen.
Wir können den Faktor ZEIT als weiteren notwendigen Faktor für die Kariesentstehung betrachten.

"OHNE GENÜGEND LANGE DEMINERALISATIONSZEIT KEINE KARIES!"

5-12: a) Prädilektionsstellen b) Karies

Sehen Sie nun die folgende Abb. an:

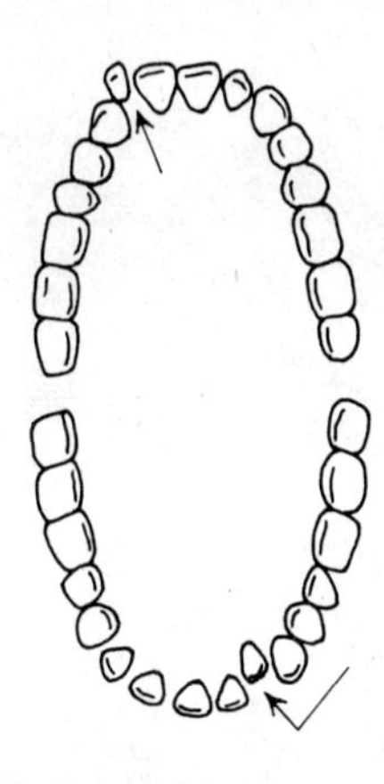

Abb.38

Es fällt auf, daß im OK und UK je ein Zahn außerhalb der Zahnreihe steht. Nehmen Sie an, daß die mit Pfeil gekennzeichneten Stellen gut zu reinigen sind? ....
Mit der Behebung solcher Zahnstellungsanomalien beschäftigt sich eine Spezialdisziplin der Zahnheilkunde, die KIEFER-ORTHOPÄDIE.
Sie beseitigt solche Anomalien, die neue und zusätzliche Prädilektionsstellen schaffen, durch Regulierung der Zahnreihen. Dadurch hat sie eine wichtige präventive Aufgabe innerhalb der Zahnheilkunde.

5-13

Der Beginn der Säurebildung läßt sich exakt durch die Messung des pH-Wertes an der Zahnoberfläche ermitteln.
Bei einem pH-Wert von 7 ist das Milieu neutral. Bei einem pH-Wert <7 liegt eine hohe H^+-Ionenkonzentration vor, also saures Milieu.
Die H^+-Ionenkonzentration ist abhängig von der Stärke und Konzentration einer Säure. Je höher die H^+-Ionenkonzentration einer Säure ist, desto mehr nähert sich der pH-Wert einem Wert von 0.

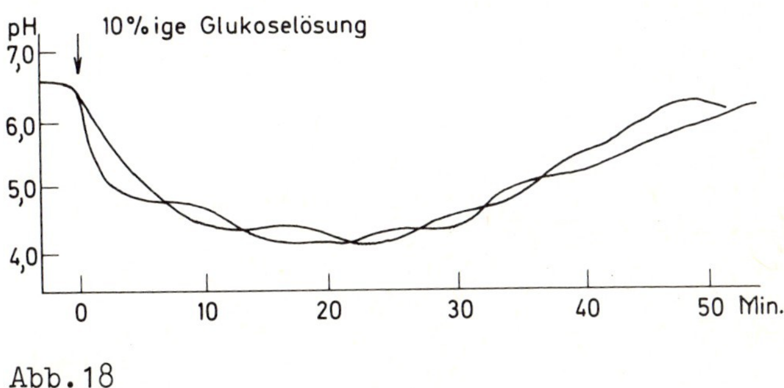

Abb.18

Wann beginnt die Säurebildung? ....

Wann erreicht die H^+-Ionenkonzentration ihren Höhepunkt?

....

Wann ist der Normalwert wieder erreicht? ....

5-11: a) Prädilektionsstellen (Retentionsstellen) b) Karies (Plaque)

Da die Füllung oder Krone nicht primär der Kariesverhütung dient, sekundär aber prophylaktische Anforderungen an sie gestellt werden, sprechen wir auch von SEKUNDÄRKARIESPROPHYLAXE.

Sekundärkariesprophylaxe betreiben heißt also: möglichst wenig neue .... schaffen, da die Arbeit sonst den Keim der .... schon wieder trägt.

5-12

2-38: a) sofort nach Zuckeraufnahme

b) nach 20 Minuten

c) nach 50 Minuten

Je <u>seltener</u> also Zucker aufgenommen wird, desto .... Säureangriffe finden statt, desto .... hat die Säure pro Tag, um auf die Hartsubstanzen einzuwirken. Für die Demineralisation bleibt pro Tag .... Zeit, desto mehr für die ....

MÖGLICHST .... SÜSSES!
BESSER: NIE!

5-1o: nicht

Außer diesen Anforderungen werden an Füllungen und Kronen auch einige prophylaktische Anforderungen gestellt:

1. Sie sollen nahtlos in die gesunde Zahnoberfläche übergehen, da rauhe Oberflächen ....stellen für .... bilden.

2. Die Ränder sollen in solche Zonen gelegt werden, die der natürlichen Reinigung gut zugänglich sind. Diese Zonen nennt man HABITUELL SAUBERE ZONEN. Bei Füllungen sind diese vorzugsweise die buccalen und lingualen bzw. Glattflächen, sowie die Stellen der Kauflächen, die vom Antagonisten berührt werden.

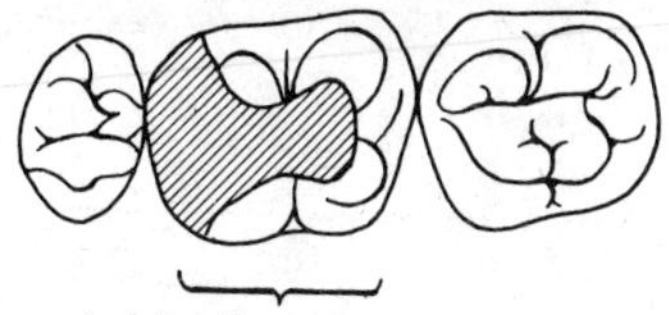

Abb.37

2-39: a) weniger   b) weniger Zeit (Demineralisationszeit)
c) wenig   d) Remineralisation
e) SELTEN

Die nächste Frage lautet: WER oder WAS kann die niedermolekularen .... im Munde zu Milchsäure abbauen, die hochmolekularen aber kaum?

Jede, auch die gesunde Mundhöhle ist dicht besiedelt von Kleinstlebewesen. Alle Kleinstlebewesen, z.B. Bakterien, Pilze usw., faßt man unter dem Sammelbegriff MIKROORGANISMEN zusammen.
Die Mikroorganismen der gesunden Mundhöhle faßt man unter dem Begriff physiologische Mundflora zusammen.
Die physiologische Mundflora befindet sich in einem ökologischen Gleichgewicht (diesen Begriff werden Sie aus der Umweltschutzdiskussion kennen).
Viele Arten der Bakterien der physiologischen Mundflora können die Zucker zu Milchsäure abbauen.

2-40

Eine Kavität kann nicht mehr ausheilen. Die Schädigung ist irreversibel. Nach der sorgfältigen Entfernung aller kariös erkrankten Substanz muß die Kavität je nach Ausdehnung durch eine Füllung oder eine Krone versorgt werden, um diese Retentionsstelle zu beseitigen und die Form und Funktion des Zahnes wiederherzustellen.
Sie haben gelernt, daß man die Retentionsstellen im Gebiet des Kontaktpunktes .... beschleifen darf. Erst nach kariöser Zerstörung kann man versuchen, diese Retentionsstellen durch Füllung oder Krone so zu gestalten, daß sie der Reinigung zugänglich werden.

Der Mechanismus, durch den die Zucker zu Säuren abgebaut werden, ist der chemische Vorgang der VERGÄRUNG.

Unter Vergärung versteht man den Abbau von Zuckern zu organischen Säuren in Abwesenheit von Sauerstoff.

Dieser Abbau von Zuckern zu ....säure durch den chemischen Prozeß der .... ist eine normale Stoffwechselleistung vieler Arten von .... (Oberbegriff).

5-8: a) spitzwinklige

b) kolbenförmige

c) Retentionsstellen

d) Antagonisten

Da durch das Beschleifen die Oberfläche rauh wird, muß der Schmelz anschließend poliert werden, denn durch die Rauheit werden neue Retentionsstellen geschaffen.
Außerdem sollte der Schmelz anschließend REFLUORIDIERT werden (s. Lektion 6).

5-9

2-41: a) Milchsäure b) Vergärung c) Mikroorganismen

Eine andere Stoffwechselleistung einiger ....
.... ist - wie die Vergärung - von besonderer Bedeutung für die Kariesentstehung.

Bei dieser zweiten .... werden aus niedermolekularen Kohlenhydraten Riesenmoleküle aufgebaut. Man nennt diese, da sie sich außerhalb der Zelle des produzierenden Mikroorganismus befinden: extracelluläre Polysaccharide = EPS.
Diese EPS bildet eine klebrige, schleimige Substanz, die der Zahnoberfläche fest anhaften kann.

5-7: a) gereinigt b) hineinwandern c) Reinigung

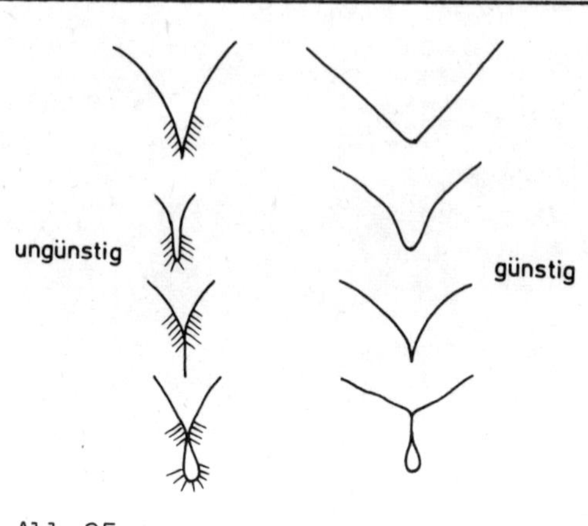

Abb.35

Aus der Abb. ersieht man leicht, daß ....winkllige oder ....förmige Fissurentypen gute .... stellen für die Plaque bilden, so daß hier leicht kariöse Läsionen entstehen können.
Man kann diesen Zustand durch vorsichtiges Beschleifen des Schmelzes verändern, so daß die Winkel bzw. Kolben einer Reinigung zugänglich werden.

z.B. Abb.36

Keinesfalls darf <u>DENTIN freigelegt werden</u> oder der Kontakt zum Gegenzahn = ... (Fachausdruck) beseitigt werden.

5-8

2-42: a) Mikroorganismen

b) Stoffwechselleistung

ZUSAMMENFASSUNG:

Die ....säure, die im Munde die Zahnhartsubstanzen demineralisiert, wird durch .... aus .... abgebaut.

Der Prozeß, durch den die .... sehr schnell abgebaut werden, ist der Prozeß der ....

Dieser Prozeß ist eine normale .... dieser Mikroorganismen.

Er läuft in Abwesenheit von .... ab.

Eine weitere normale .... einiger Mikroorganismen ist der Aufbau von .... Kohlenhydraten zu ....

Durch diese beiden Stoffwechselleistungen unterscheiden sich diese Mikroorganismen von den anderen Arten der .... Mund............... .

Diese sind kariogen, jene nicht.

Diese Mikroorganismen wirken bei der Entstehung der Karies mit, sie werden als .... bezeichnet, jene nicht.

"OHNE MIKROORGANISMEN KEINE KARIES !"

2-43

5-6: a) Diagnostik *b) Röntgendiagnostik*

KARIESTHERAPIE

Eine der therapeutischen Maßnahmen zielt insbesondere darauf ab, die Anzahl der Retentionsstellen zu reduzieren oder durch Beschleifen so zu verändern, daß sie durch natürliche (Zunge, Wange, Gegenbiß, Speichelfluß) oder künstliche Zahnpflege gut .... werden können. Diese Maßnahme ist aber nur an den Fissuren möglich.
Die Gebiete der Kontaktpunkte dürfen nicht in dieser Weise behandelt werden, da dadurch Lücken entstehen würden, und die Nachbarzähne, wie schon in Lektion 1 bei Zahnverlust beschrieben, in diese Lücken .... könnten.
Die Fissuren (vor allem bei den Molaren) können so spitzwinklig oder kolbenförmig ausgebildet sein, daß eine ....
..... fast unmöglich ist.

2-43: a) Milchsäure

b) Mikroorganismen

c) Kohlenhydraten

d) Zucker

e) Vergärung

f) Stoffwechselleistung

g) Sauerstoff

h) Stoffwechselleistung

i) niedermolekularen

k) EPS

l) physiologischen

m) Mundflora

n) kariogen

Sie haben in den Lernschritten 2-1 bis 2-43 gelernt, daß vier Faktoren zusammentreffen müssen, um die Entstehung der KARIES zu ermöglichen. Diese Faktoren sind:

1. ....
2. ....
3. ....
4. ....

5-5: a) Prädilektionsstellen b) Interdentalräume

Deshalb empfiehlt sich hier eine zusätzliche röntgenologische Diagnostik mit sogenannten Bißflügelaufnahmen.
Dies gilt vor allem für den Seitenzahnbereich (Prämolaren und Molaren). Durch Röntgendiagnostik lassen sich zusätzlich zur klinischen Diagnostik rund 40 % kariöse Läsionen feststellen.
Es gibt noch andere diagnostische Hilfsmittel, die aber hier nicht weiter erörtert werden sollen.

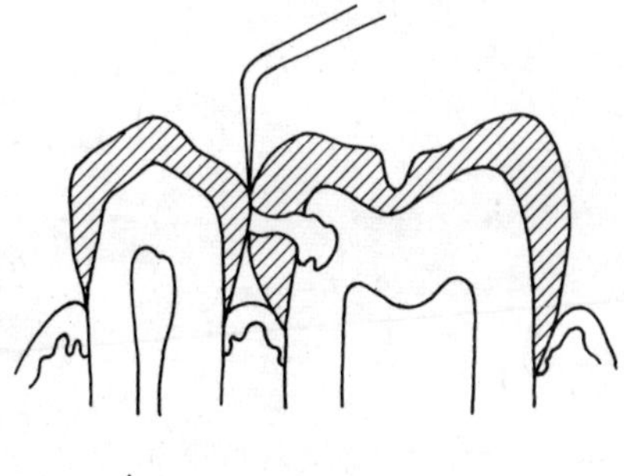

Abb. 34

Eine typische kariöse Läsion im Gebiet des Kontaktpunktes

Da diese Läsionen nicht gesehen oder ertastet werden können, muß der verantwortungsbewußte Zahnarzt sich immer überlegen, ob er zusätzlich zur klinischen .... auch die .... einsetzen soll.

2-44: a) Wirtsfaktoren

b) kariogenes Substrat

c) kariogene Mikroorganismen

d) die Gesamtdemineralisationszeit pro Tag

Tragen Sie bitte die vier Faktoren in die dazugehörigen Felder ein. Bezeichnen Sie bitte das Feld, das durch das Zusammentreffen der notwendigen Faktoren die Beschriftung KARIES tragen kann.

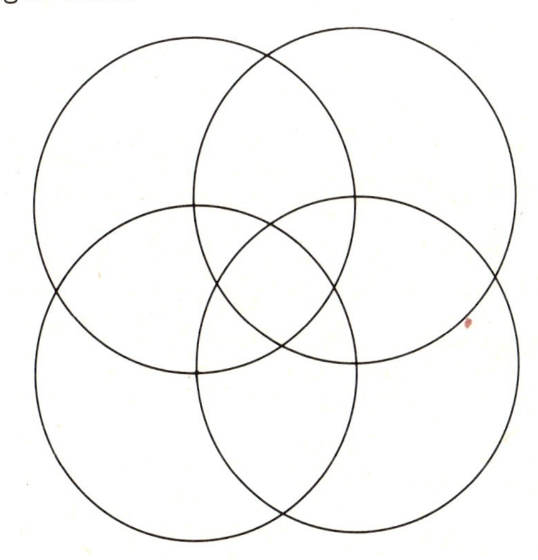

Abb.19

2-45

5-4: a) Besuch *b) Fluorprophylaxe*

Zu b) Zahnarzt

Die sorgfältige Kariesdiagnostik ist halbjährlich erforderlich, da nur der Zahnarzt die Möglichkeit hat, kleine kariöse Läsionen zu entdecken und evtl. Schäden frühzeitig zu beheben.
Die Untersuchung kann klinisch und/oder röntgenologisch erfolgen. Bei der klinischen Untersuchung mit Mundspiegel und Häckchensonde untersucht der Zahnarzt den Schmelz auf Stellen, in denen er mit der Sonde "hängenbleibt", d.h. an denen die Kontinuität des Schmelzes unterbrochen ist, also eine Kavität entstanden ist. Bei dieser Untersuchung werden vor allem die ....stellen der Karies inspiziert. Eine dieser Stellen ist schwer einzusehen, nämlich die ....räume.

5-5

2-43: a) Milchsäure

b) Mikroorganismen

c) Kohlenhydraten

d) Zucker

e) Vergärung

f) Stoffwechselleistung

g) Sauerstoff

h) Stoffwechselleistung

i) niedermolekularen

k) EPS

l) physiologischen

m) Mundflora

n) kariogen

Sie haben in den Lernschritten 2-1 bis 2-43 gelernt, daß <u>vier Faktoren</u> zusammentreffen müssen, um die Entstehung der KARIES zu ermöglichen. Diese Faktoren sind:

1. ....
2. ....
3. ....
4. ....

5-5: a) Prädilektionsstellen   b) Interdentalräume

Deshalb empfiehlt sich hier eine zusätzliche röntgenologi-scne Diagnostik mit sogenannten Bißflügelaufnahmen.
Dies gilt vor allem für den Seitenzahnbereich (Prämolaren und Molaren). Durch Röntgendiagnostik lassen sich zusätzlich zur klinischen Diagnostik rund 40 % kariöse Läsionen fest-stellen.
Es gibt noch andere diagnostische Hilfsmittel, die aber hier nicht weiter erörtert werden sollen.

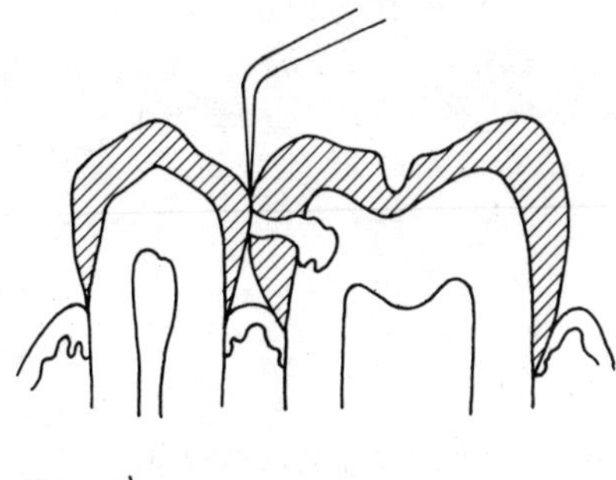

Abb.34

Eine typische kariöse Läsion im Gebiet des Kontaktpunktes

Da diese Läsionen nicht gesehen oder ertastet werden können, muß der verantwortungsbewußte Zahnarzt sich immer überlegen, ob er zusätzlich zur klinischen .... auch die .... einsetzen soll.

2-44: a) Wirtsfaktoren

b) kariogenes Substrat

c) kariogene Mikroorganismen

d) die Gesamtdemineralisationszeit pro Tag

Tragen Sie bitte die vier Faktoren in die dazugehörigen Felder ein. Bezeichnen Sie bitte das Feld, das durch das Zusammentreffen der notwendigen Faktoren die Beschriftung KARIES tragen kann.

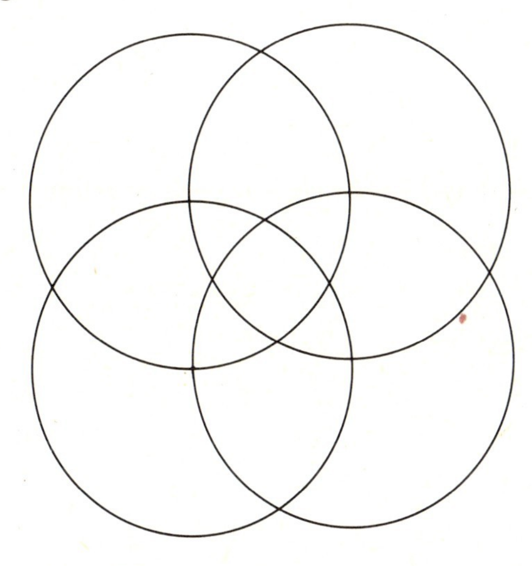

Abb. 19

2-45

5-4: a) Besuch *b) Fluorprophylaxe*

Zu b) Zahnarzt

Die sorgfältige Kariesdiagnostik ist halbjährlich erforderlich, da nur der Zahnarzt die Möglichkeit hat, kleine kariöse Läsionen zu entdecken und evtl. Schäden frühzeitig zu beheben.

Die Untersuchung kann klinisch und/oder röntgenologisch erfolgen. Bei der klinischen Untersuchung mit Mundspiegel und Häckchensonde untersucht der Zahnarzt den Schmelz auf Stellen, in denen er mit der Sonde "hängenbleibt", d.h. an denen die Kontinuität des Schmelzes unterbrochen ist, also eine Kavität entstanden ist. Bei dieser Untersuchung werden vor allem die ....stellen der Karies inspiziert. Eine dieser Stellen ist schwer einzusehen, nämlich die ....räume.

5-5

2-45:

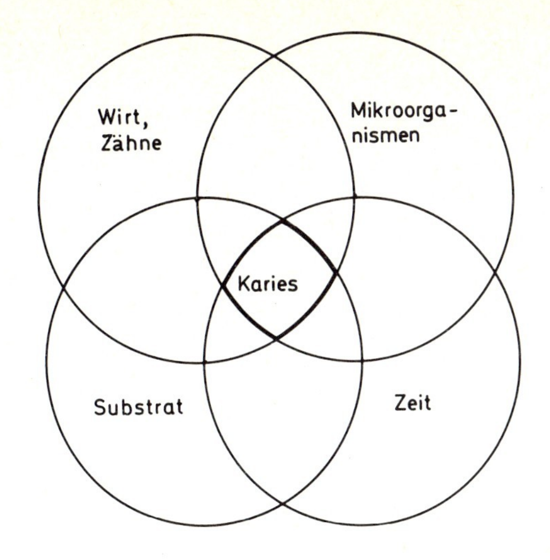

BEISPIEL: Man kann bei Tieren typische Karies erzeugen. Außerdem gelingt es, Tiere keimfrei (ohne Mikroorganismen) aufzuziehen und in Sterileinheiten leben zu lassen.

Kann man, wenn die keimfrei aufgezogenen Tiere mit extrem kariogener Nahrung gefüttert werden, bei diesen Tieren Karies erzeugen?

☐ ja
☐ nein

2-46

5-3: a) Patienten *b) optimale Mundhygiene*

c) Zahnputzinstruktion *d) Prädilektionsstellen*

e) Gesellschaft

Zu a) Patient

Der regelmäßige .... beim Zahnarzt jedes halbe Jahr kann durch das Recall-System (regelmäßige Wiedereinbestellung durch den Zahnarzt) unterstützt werden.

Die individuelle ....prophylaxe wird im Zusammenhang mit der kollektiven in Lektion 6 dargestellt.

2-46: nein

Wenn man einen der vier ursächlichen = kausalen Faktoren reduziert, deren Zusammenwirken erst Karies erzeugen kann, wird dann:

1	keine Karies mehr erzeugt,
2	Karies erzeugt,
3	weniger Karies erzeugt,
4	mehr Karies erzeugt?

Mehrere Antworten sind möglich!

a) vom Willen des einzelnen .... ist abhängig:

1. die ....hygiene
2. der regelmäßige Besuch beim Zahnarzt
3. die individuelle FLUORPROPHYLAXE (wie u.a. die Verwendung von Fluorzahnpasten)

b) der Zahnarzt muß neben

1. der Zahnputz................
2. eine sorgfältige Kariesdiagnostik und -therapie betreiben, und
3. durch kieferorthopädische Maßnahmen Zahnstellungsanomalien beseitigen, die zusätzliche Retensionstellen und damit ....stellen für die Karies verursachen.

c) die .... kann Kariesprophylaxe in Form von kollektiver FLUORprophylaxe betreiben.

2-47: 2 und 3

Sie haben gesehen, daß die vier Faktoren ....
wirken müssen, um Karies zu erzeugen. Fehlt einer dieser
Faktoren, entsteht .... Karies. Ist ein Faktor vermindert, entsteht .... Karies.

Wird eine Krankheit durch einen einzelnen Faktor ausgelöst, so wird diese Krankheit als <u>monokausal</u> bezeichnet. Krankheiten, die durch viele Faktoren ausgelöst werden, nennt man <u>multikausal</u> (multi, lat. = viel).

Karies ist eine Erkrankung mit ....kausaler Ätiologie.

5-1: a) Zahnarzt b) Patient

Der Erfolg der bisher genannten Maßnahmen ist aber nicht nur vom guten Willen des Patienten abhängig. Der Kariesbefall kann durch diese Maßnahmen wohl stark rediziert, aber nicht völlig vermieden werden.

Das liegt an folgenden Tatsachen:

1. Durch die ungünstige Form der Fissuren und Interdentalräume können die Plaques auch bei optimaler Zahnpflege nicht vollständig beseitigt werden.
2. Die Mikroorganismen sind in jeder Mundhöhle vorhanden und lassen sich bisher nur unter dem Risiko bedenklicher Nebenwirkungen reduzieren.
3. Es wäre unrealistisch zu glauben, daß alle niedermolekularen Kohlehydrate aus der Nahrung verdrängt werden könnten.

5-2

2-48: a) zusammen b) keine c) weniger d) multikausaler

Sicherlich haben Sie schon einmal weiche Beläge auf Ihren Zähnen bemerkt, die nach dem Zähneputzen verschwunden waren.

Dieser Belag = die Plaque besteht zu etwa 50 - 80 % aus Mikroorganismen, zu ca. 5 - 20 % aus EPS und zu ungefähr 15 - 30 % aus Wasser, das von den extracellulären Polysacchariden wie von einem Schwamm aufgenommen wird. Die Produktion der EPS und ihre Quellfähigkeit durch Wasser tragen entscheidend zum VOLUMEN der .... bei.
Die Bedeutung der Plaque liegt vor allem darin, daß durch ihr Volumen die Sauerstoffzufuhr zur Zahnoberfläche unterbunden wird, sodaß der Prozeß der .... (die normale Stoffwechselleistung vieler Mikroorganismen der physiologischen Mundflora) ungehindert in der Tiefe der Plaque ablaufen kann. Außerdem werden die gebildeten Säuren, "geschützt" vor Speichelfluß, auf der Zahnoberfläche "festgehalten". Die kleinen Moleküle der niedermolekularen Kohlenhydrate können leicht in die Tiefe der Plaque zur Zahnoberfläche hineindiffundieren, die Riesenmoleküle der Stärke aber nicht.

2-49

In Lektion 4 haben Sie zwei Maßnahmen zur KARIES- und PARODONTALPROPHYLAXE kennengelernt:

1. Zahnputzinstruktion durch den ....
2. Optimale Mundhygiene durch den ....

Im folgenden sollen weitere prophylaktische Maßnahmen dargestellt werden, die durch

a) den PATIENTEN
b) den ZAHNARZT
c) die GESELLSCHAFT (Öffentlichkeit)

erforderlich sind, um die Karies- und Parodontalprophylaxe für einen großen Bevölkerungsteil effektiv zu gestalten.
Die in Lektion 4 dargestellten Maßnahmen sind vom guten Willen des einzelnen Patienten abhängig, man kann aber voraussetzen, daß der optimalen Mundhygiene und der Umstellung der Ernährungsgewohnheiten der gesamten Bevölkerung ein langer Umerziehungsprozeß vorausgehen muß.

2-49: a) Beläge (Plaque) *b) Vergärung*

Je mehr niedermolekulare Kohlenhydrate zugeführt werden, desto .... Nahrung erhalten die kariogenen Mikroorganismen. Ihre Lebensbedingungen werden dadurch besonders gut, sie können sich deshalb stark vermehren.

Beim kariesaktiven Gebiß ist die Besiedelung durch Mikroorganismen also

- [ ] qualitativ
- [ ] quantitativ

von der des kariesinaktiven Gebisses unterschieden.
Die Plaque nimmt also einerseits durch die erhöhte Produktion von .... an Volumen zu, andererseits durch die erhöhte Vermehrung der .... Mikroorganismen.
Die Plaque wird also sehr .... Die Kohlenhydrate können noch "ungestörter" im Innern zu .... vergoren werden. Die Säure kann noch "ungestörter" die .... demineralisieren.

LEKTION 5

In dieser Lektion wird dargestellt, welche kariesprophylaktischen Maßnahmen dem EINZELNEN, dem ZAHNARZT und der GESELLSCHAFT zukommen.

Die Lektion 5 kann in weniger als 1/2 Stunde bearbeitet werden.

2-50: a) mehr *b) quantitativ*

c) EPS *d) kariogenen*

e) dick (voluminös) *f) Milchsäure*

g) Zahnhartsubstanzen

Die Plaque befindet sich bevorzugt an solchen Stellen, die vom Speichelfluß und der Kauscheuerung am .... gereinigt werden.

Diese typischen Stellen nennt man Plaque-RETENTIONSSTELLEN.

Es sind Nischen und Spalten an den Zähnen, in denen Plaque und Speisereste zurückgehalten oder retiniert werden können:

1. Interdentalräume (Zahnzwischenräume)
2. Zahnfleischrand
3. Fissuren (Zahnrillen)
4. Foramina caeca (in der Zahnentwicklung angelegte, blind endende "Löcher" im Schmelz).

4-27: *a) 1. Einstieg: harte Bürste zur Zahnfleischmassage*

b) 2. Kurzkopfbürste

c) 3. Rollmethode

d) 4. Systematik

e) 5. Mundspülungen

f) 6. Zeitpunkt: SOFORT

g) 7. Fluorprophylaxe

h) 8. Ernährungshinweise

i) 9. Kontrolltermin

k) anfärbt

l) rot

Ende der LEKTION 4

2-51: wenigsten

Wie Sie in den vorangegangenen Lernschritten gelernt haben, spielt sich der wichtigste Vorgang der Kariesentstehung, die Demineralisation, vor allem an der PLAQUE - SCHMELZ - GRENZ-SCHICHT ab.
Es ist also anzunehmen, daß an den Retentionsstellen für Plaque auch die .... Anzahl kariöser Läsionen entsteht.
Die Retentionsstellen der Plaque und Nahrungsreste sind zugleich die PRÄDILEKTIONSSTELLEN der Karies, also die Stellen, an denen bevorzugt Karies entsteht (lat. praediligere = bevorzugen).

Beschriften Sie bitte in der folgenden schematischen Abbildung die Prädilektionsstellen der Karies:

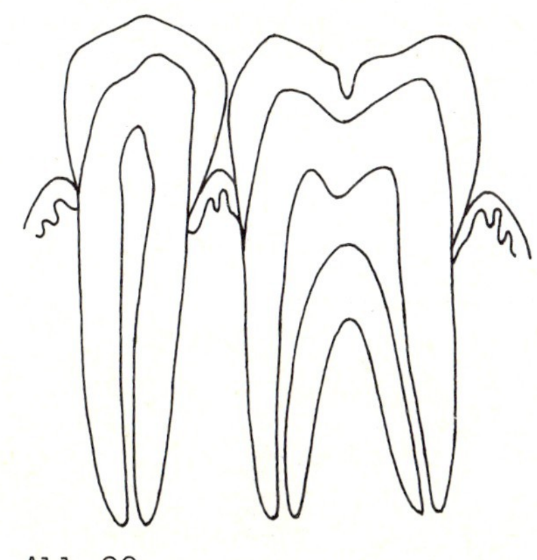

Abb.20

Welche Prädilektionsstellen können Sie nicht beschriften?

....

2-52

4-26:

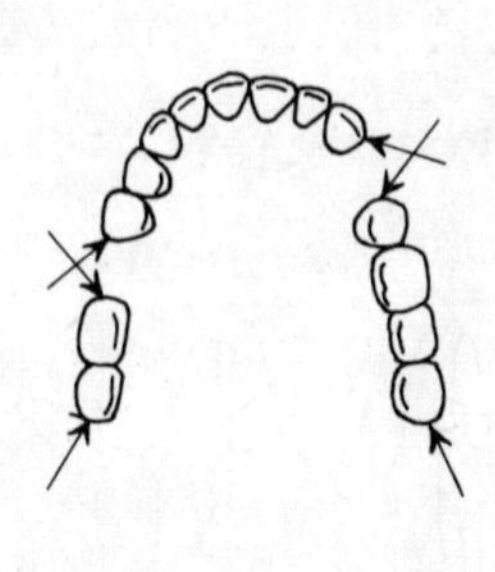

Es genügt also nicht, dem Patienten mitzuteilen, er solle sich seine Zähne besser oder zweimal am Tag putzen, denn es fehlen Angaben und Demonstrationen über:

1.	6. ....
2.	7. ....
3.	8. ....
4.	9. ....
5.	

Der Kontrolltermin ist für Ihre Instruktion sehr wichtig. Einen Patienten, der seine bisherige Zahnpflege für gut befindet, kann man von seinem Irrtum überzeugen, indem man die Zähne mit Erythrosin oder dis-plaque .... Die verschmutzten Stellen stellen sich ...... dar.

4-27

2-52: a) größte

b)

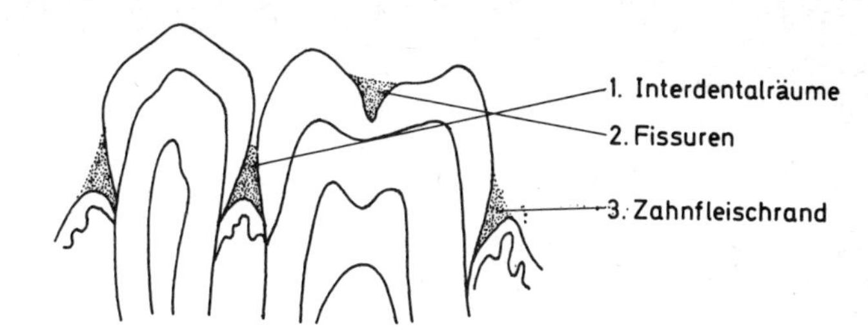

c) Foramina caeca

ZUSAMMENFASSUNG:

Die Faktoren, die die Karies ermöglichen, sind 1. ....
............., 2. ...., 3. ....
..........................., 4. ....
....

Karies ist eine Erkrankung mit ....kausaler Ätiologie.
Der wesentliche chemische Prozeß bei der Kariesentstehung
ist die .... der Zahnhartsubstanzen.

Die Stoffwechselleistungen der kariogenen Mikroorganismen
sind:

1. die Bildung von ....
2. die Bildung von ....

Das zur Kariesentstehung geeignete Substrat besteht aus
.... Kohlenhydraten.

4-25: Anfärben

AUFGABE: Zeichnen Sie bitte in der nachfolgenden Abb. diese kariesgefährdeten Stellen ein (Pfeil). Das gleiche gilt für alle endständigen Zähne!

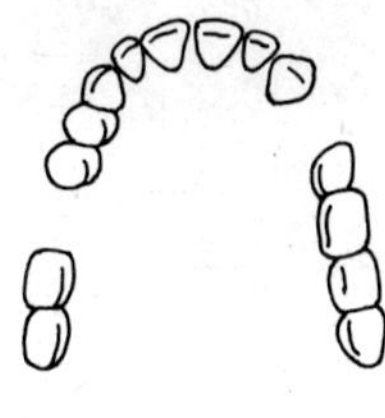

Abb.33

4-26

2-53: *a) Wirtsfaktoren*

b) kariogenes Substrat

c) kariogene Mikroorganismen

d) Gesamtdemineralistaionszeit pro Tag

e) multikausaler

f) Demineralisation

g) Milchsäure

h) EPS

i) niedermolekularen

ZUSAMMENFASSUNG: (Fortsetzung)

Im Sinne der Kariesprophylaxe sollte möglichst .... Substrat aufgenommen werden, in bezug auf die Demineralisationszeit möglichst .... , am besten ....

Die Zahn........... besteht zu etwa 50 - 80 % aus ...., zu 5 - 20 % aus .... und bis zu 30 % aus Wasser.

Die Plaque wird an typischen Stellen der Zähne zurückgehalten, den ....stellen für Plaque und Speisereste, diese sind:

1. ....
2. ....
3. ....
4. ....

Diese typischen Stellen bilden zugleich die ....-...........stellen der Karies.

4-24: a) 1. EINSTIEG: harte Zahnbürste, Zahnfleischmassage

b) 2. Form, Maße, Aufbewahrung, Lebensdauer der KURZ-KOPFBÜRSTE

c) 3. ROLL-METHODE mit KLEINEN Bewegungen

d) 4. SYSTEMATIK, damit kein Zahn vergessen wird

e) 5. MUNDSPÜLUNGEN, dabei wird die Spülflüssigkeit durch die Zähne gepreßt.

f) 6. SOFORT *g) Zwischenmahlzeiten*

h) 7. FLUORzahnpasten *i) FLUORtabletten* *k) härten*

l) Säureangriff

m) 8. SELTEN SÜSSES! AM BESTEN NIE! MÖGLICHST KEINE ZWISCHENMAHLZEITEN! SOFORT ZÄHNEPUTZEN!

n) 9. KONTROLLTERMIN *o) korrigieren*

Einen Hinweis sollten wir Patienten mit unterbrochener Zahnreihe (durch Zahnverlust) oder Trägern von Teilprothesen geben:

Hier müssen auch die freien seitlichen Flächen der endständigen Zähne zu den Zahnlücken hin besonders gut geputzt werden. Auch hier hilft es, diese verschmutzten Stellen durch .... für den Patienten sichtbar zu machen.

4-25

2-54: a) wenig *b) selten*
c) nie *d) Zahnplaque*
e) Mikroorganismen *f) EPS*
g) Retentionsstellen *h) Interdentalräume*
i) Zahnfleischrand *k) Fissuren*
l) Foramina caeca *m) Prädilektionsstellen*

In Lektion 1 wurde festgestellt, daß Menschen mit mangelhafter Mundhygiene besonders unter den Krankheiten KARIES und MARGINALE PARODONTOPATHIEN leiden.
Diese Feststellung kann nun aus Lektion 2 begründet werden. Sie haben die Faktoren kennengelernt, die die Karieserkrankung ermöglichen.
Wenn nur einer der 4 Faktoren reduziert wird, wird damit die Kariesaktivität ....
Maßnahmen, die direkt die ursächlichen = kausalen Krankheitsfaktoren beeinflussen, nennt man <u>kausale</u> Maßnahmen.
Maßnahmen, die die Begleiterescheinungen einer Krankheit = Symptome beeinflussen, nennt man symtomatische Maßnahmen.

Zählen Sie die ersten 5 Punkte der Zahnputzinstruktion am Patienten auf:

1. ....

2. ....

3. ....

4. ....

5. ....

Der 6. Punkt ist der optimale Zeitpunkt des Zähneputzens, nämlich .... nach jeder Mahlzeit, auch nach ....

Der 7. Punkt ist die Fluorprophylaxe mit .... und ...., um den Zahnschmelz zu............ und widerstandsfähiger gegen den ....angriff durch Zucker zu machen.

Der 8. Punkt ist der Hinweis auf die Änderung der Ernährungsgewohnheiten. Dabei überlegen Sie mit dem Patienten, wann und wie oft er Süßes zu sich nimmt, und wie er diese Gewohnheiten verändern kann.

Kompromißlos formuliert heißt die Forderung: möglichst .... Süßes! Am besten ...... ! Möglichst keine .... mahlzeiten!

Und wenn schon Süßes, dann sofort im Anschluß an eine Hauptmahlzeit, danach ....

Der 9. Punkt ist die Einbestellung des Patienten zu einem ....termin. Zu diesem Termin bringt er seine eigene Zahnbürste mit. Während er die Zähne putzt, können Sie evtl. Fehler im Bewegungsablauf .... Durch Inspektion überzeugen Sie sich von dem Erfolg Ihrer Instruktion.

4-24

2-55: reduziert

<u>1. ursächlicher Faktor</u>: Anfälligkeit der Zahnhartsubstanzen (zusätzlich die disponierenden Lokalfaktoren)

Die Zahnhartsubstanzen sind anfällig für die Erkrankung KARIES, weil die Kalksalze durch Säuren angreifbar sind.

Je mehr Fluorapatit in die Schmelzkristallite an der Zahnoberfläche eingelagert sind, desto <u>optimaler</u> wird die Widerstandsfähigkeit gegen äußere Einflüsse.

Aber auch die tieferen Schmelzschichten und das Dentin brauchen diesen Schutz durch Fluorid, wenn die Schmelzoberfläche trotz ihrer erhöhten Widerstandsfähigkeit durch Fluorid kariös zerstört wurde.
Je tiefer also Fluorid in die Zahnhartsubstanzen eingelagert ist, desto langsamer schreitet die kariöse Zerstörung fort.
Wenn durch Zahnfleischschwund bei marginalen Parodontopathien bereits das Wurzelzement freiliegt und damit dem Mundmilieu ausgesetzt ist, kann es .... zerstört werden.
Also ist auch für das Cement der Kariesschutz durch ....-einlagerung notwendig.

Die FLUORPROPHYLAXE soll, da besonders wichtig, gesondert in Lektion 6 erläutert werden.

2-56

Nun zum 9. und letzten Punkt der Patientenunterweisung: dem TERMIN zur KONTROLLUNTERSUCHUNG.

Dieser Termin sollte 2-4 Wochen nach der Unterweisung anberaumt werden. Zu diesem Termin soll der Patient seine eigene Zahnbürste mitbringen. Durch Inspektion der Zähne können Sie sich von der verbesserten Zahnpflege überzeugen. Wiederholen Sie noch einmal verkürzt die Zahnputzinstruktion, betonen Sie besonders die Systematik, die Fluorprophylaxe und die Änderung der Ernährungsgewohnheiten.
Sollte sich kein Erfolg nach Ihrer Instruktion eingestellt haben, färben Sie die Zähne des Patienten an und lassen Sie ihn die rot angefärbten Stellen mit seiner Zahnbürste entfernen. Die Mühe, die der Patient dabei aufwenden muß, wird ihn vielleicht überzeugen, daß eine verbesserte Zahnpflege auch für ihn notwendig ist.
Auch den gutwilligen Patienten lassen Sie die Zähne bürsten. Bei der Beobachtung des Bewegungsablaufes können Sie evtl. Fehler korrigieren.

Es gibt manche Patienten, die die differenzierten Bewegungen der Rollmethode nicht ausführen können, vor allem handelt es sich dabei um kleinere Kinder. Wenn Sie bei der Kontrolluntersuchung feststellen, daß Ihr Patient zu diesem Bewegungsablauf nicht fähig ist, empfehlen Sie ihm die KREISELNDE METHODE, die Systematik bleibt die gleiche.

2-56: a) kariös b) Fluorideinlagerung

---

2. ursächlicher Faktor: kariogenes Substrat

Die Produktion von Milchsäure und extracellulären Polysacchariden aus niedermolekularen Kohlenhydraten kann weitgehend reduziert werden durch eine entsprechende Ernährung.

MÖGLICHST .... SÜSSES!
BESSER: ....!

Diese prophylaktische Maßnahme greift am ursächlichen Faktor direkt an. Sie .... ihn.
Bei dieser Änderung der Ernährungsgewohnheiten handelt es sich also um eine .... Maßnahme.

4-21: SPIEGEL

Nun zum 8. Punkt der Patientenunterweisung: den ERNÄHRUNGS-HINWEISEN: Sie haben dem Patienten schon die Schädlichkeit von Zucker erklärt. Deshalb sollte er möglichst selten Süßes essen, am besten nie. Sagen Sie ihm außerdem, daß nach einmaliger Zuckeraufnahme die schädliche Säure 50 Minuten lang auf den Zahn einwirken kann. Es ist also besser, eine ganze Tafel Schokolade auf einmal zu essen, als sie Stück für Stück über den ganzen Tag zu verteilen.

Wenn also Süßes gegessen wird, dann höchstens dreimal in der Woche, und zwar direkt nach einer Mahlzeit, nachher werden SOFORT die Zähne gründlich gereinigt.

Überlegen Sie mit dem Patienten zusammen, wie er seine Zwischenmahlzeiten einschränken kann, wann er zwischen den Hauptmahlzeiten Süßes zu sich nimmt (gesüßter Tee oder Kaffee, gesüßte Fruchtsäfte, Liköre usw.), was er zum Beispiel vor dem Fernsehen ißt und trinkt.

MÖGLICHST SELTEN SÜSSES, AM BESTEN NIE!
MÖGLICHST SELTEN KARIOGENE ZWISCHENMAHLZEITEN!
ANSCHLIESSEND SOFORT DIE ZÄHNE BÜRSTEN!

4-22

2-57: a) SELTEN (WENIG) b) NIE
c) reduziert d) kausale

<u>3. ursächlicher Faktor</u>: Gesamtdemineralisationszeit pro Tag

Für diesen 3. Faktor wird die gleiche Forderung erhoben wie für den 2. Faktor.
Je .... Substrat, desto .... Gesamtdemineralisationszeit pro Tag.
Auch diese prophylaktische Maßnahme greift den 3. ursächlichen Faktor direkt an. Sie ist also auch hier eine .... Maßnahme.

4-20: sofort

Empfehlen Sie dem Patienten zur Kontrolle der häuslichen Zahnpflege Farbstofftabletten, die Speisereste und Beläge selektiv anfärben. Er soll sie vor dem Zähneputzen 1/2 Minute zerkauen und dann mit der Zunge über die Zähne verteilen. Beläge und Speisereste färben sich rot an.
Ein gutes Putzergebnis ist erst dann erzielt, wenn die Zähne keine roten Stellen mehr aufweisen.
Dabei wird 6-7mal über jede Zahngruppe, die die Bürste erfaßt, abgerollt.
Um das Putzergebnis sehen zu können, muß der Patient die Zähne vor dem .... putzen. Weisen Sie ihn besonders darauf hin. (Für Kinder muß evtl. ein eigener Spiegel angebracht werden.)

4-21

2-58: a) seltener b) weniger c) kausale

<u>4. ursächlicher Faktor</u>: kariogene Mikroorganismen:

Ansammlungen von Mikroorganismen bilden 5o - 80 % der .... Diese Plaque ist abwischbar, also durch ....putzen zu beseitigen. Zähneputzen ist also eine .... Maßnahme.
Die menschliche Mundhöhle keimfrei zu machen, gelingt nie ganz, ist zudem mit gesundheitlichem Risiko verbunden und lohnt sich nicht, da die Mundhöhle durch die Luft und die Nahrung innerhalb kurzer Zeit wieder neu besiedelt wird.

Man muß verhindern, daß das Volumen der Plaque die Sauerstoffzufuhr zur Zahnoberfläche einschränkt und damit den Prozeß der Vergärung ermöglicht, über den die normale Stoffwechselleistung der kariogenen Mikroorganismen abläuft.

Der Zeitpunkt der Zahnreinigung ist ebenso wichtig: Sie muß am Anfang der Säurebildung stehen, also .... nach jeder Mahlzeit, auch nach jeder süßen Zwischenmahlzeit erfolgen.

Nun zum 7. Punkt der Patientenunterweisung, der FLUORPROPHYLAXE: Den Zeitpunkt des Zähneputzens haben Sie mit dem Zeitpunkt des Säureangriffs auf die Zahnsubstanz begründet, nämlich .... nach jeder Mahlzeit. Erläutern Sie nun dem Patienten, daß er den Zahnschmelz gegen diesen Säureangriff widerstandsfähiger machen kann, indem er Fluorzahnpasten benutzt. Empfehlen Sie ihm auch Fluortabletten. Erklären Sie, daß der Wirkstoff FLUOR in den Zahnschmelz eingebaut wird und ihn dadurch härtet. Je länger Fluor auf den Zahnschmelz einwirken kann, desto besser ist die Wirkung, deshalb sollen Fluortabletten möglichst lange gelutscht werden.
Nur der Wirkstoff Fluor in Zahnpasten ist gut untersucht, alle anderen Wirkstoffe sind nicht sicher beurteilbar.

2-59: a) Plaque *b) Zähneputzen*

c) kausale *d) SOFORT*

Ende der LEKTION 2

4-18: a) harten

b) Kurzkopfbürste

c) Rollmethode

d) von ROT nach WEISS

e) Heizungsrippen, Kamm

f) 1. OK re außen, 2. UK li außen, 3. OK re innen, 4. UK li innen, 5. Kauflächen OK re, dann OK li, 6. Kauflächen UK li, dann UK re

g) gepreßt

h) farblos (klar)

Nun erläutern Sie dem Patienten den Zeitpunkt des Zähneputzens. Sagen Sie ihm, daß Zucker, der in vielen Lebensmitteln, vor allem aber in Süßigkeiten, enthalten ist, sofort nach dem Essen im Munde zu Säure verarbeitet wird, daß diese Säure die Zähne angreift und zerstört. Deshalb müssen die Zähne SOFORT nach jeder Mahlzeit, auch nach Zwischenmahlzeiten, gebürstet werden.
Die Anzahl der Zahnbürsten richtet sich nach der Anzahl der Mahlzeiten pro Tag, denn jede Zahnbürste sollte 24 Stunden an der Luft trocknen, bevor sie wieder benutzt wird. Der Patient muß sich also mehrere Zahnbürsten in verschiedenen Farben kaufen.

4-19

LEKTION 3

In dieser Lektion wird dargestellt, welche Bedeutung sachgemäßes Zähneputzen für die Karies- und Parodontalprophylaxe hat.

Sachgemäßes Zähneputzen ist fast gleichbedeutend mit:

I. der Wahl der richtigen HILFSMITTEL

II. der Wahl der richtigen Technik = METHODIK

III. der Wahl der richtigen SYSTEMATIK (Reihenfolge des Vorgehens)

Zum Schluß wird kurz auf die ERNÄHRUNGSHINWEISE als prophylaktische Maßnahme eingegangen.

Für die Lektion 3 brauchen Sie ca. 1 1/4 Stunde.

Damit haben Sie die ersten fünf Punkte der Patientenunterweisung gelernt:

1. EINSTIEG: Frage nach der .... Zahnbürste
2. ZAHNBÜRSTE: Demonstration von Form und Maßen der ....bürste, sowie deren Aufbewahrung und Lebensdauer
3. METHODE: Demonstration der .... nach dem bekannten Slogan: "von ....!" zur Reinigung der Mundhöhle, bes. der Zähne, und zur Massage des Zahnfleisches. Putzrichtung parallel zur Zahnachsenrichtung demonstriert am Vergleichsobjekt:.................. ....
4. SYSTEMATIK: Start: 1. OK.................., 2. UK................... 3. OK.................. 4. UK.......................,
   5. ...., dann...........,
   6. ...., dann........... .
5. MUNDSPÜLUNG: Dabei wird die Spülflüssigkeit durch die Zähne .... und sooft erneuert, bis sie .... ist.

In Lektion 2 über die Kariesätiologie haben Sie schon einige Kriterien für die Kariesprophylaxe kennengelernt, die sich aus den 4 Faktoren ergeben, die zusammen die Entstehung der Karies bewirken.

Drei Tatsachen bestimmen im wesentlichen die Durchführung optimaler Prophylaxemaßnahmen:

1. Karies entsteht am Zahn nur unter der Plaque mit Hilfe kariogener Nahrungsreste. Daher wird das Ziel der Mundhygiene als prophylaktische Maßnahme die .... der Plaque und der Nahrungsreste sein.
2. Der optimale Zeitpunkt der Mundhygiene läßt sich aus der pH-Wert-Kurve festlegen, nämlich .... nach jedem Essen, auch nach Zwischenmahlzeiten.
3. Die Anzahl der kariogenen Zwischenmahlzeiten muß eingeschränkt werden, da die Zahl der kariösen Läsionen mit der Zahl der süßen Zwischenmahlzeiten (Gesamteinwirkungsdauer der Säure pro Tag) ....

1. und 2. bedeuten praktisch die Durchführung effektiver .... als prophylaktischer Maßnahme.
3. bedeutet eine Änderung der ....gewohnheiten. Diese Änderung ist immer vom Willen des Einzelnen abhängig und bedarf eines langwierigen Umerziehungsprozesses.

Während der Patient das optimale Zähneputzen am Modell demonstriert, achten Sie auf kleine Bewegungen.
Sagen Sie dem Patienten, daß seine neue Zahnpflege zu Anfang bis zu 10 Minuten beanspruchen wird, daß bei zunehmender Übung diese Zeit dann auf 3-5 Minuten reduziert wird.

Nach dem Zähneputzen muß der Mund sorgfältig ausgespült werden, damit die nun gelockerten Schmutzreste entfernt werden. Dabei wird die Spülflüssigkeit kräftig durch die Zähne gepreßt und sooft erneuert, bis sie farblos und klar ist. Weisen Sie den Patienten auf diese Art der Mundspülung besonders hin, denn viele Patienten meinen, einen guten Effekt der Mundspülung dadurch zu erzielen, daß sie den Kopf schütteln.

3-1: a) Beseitigung b) sofort c) steigt
d) Mundhygiene e) Ernährungsgewohnheiten

Die Forderung nach effektiver Mundhygiene läßt sich fast gleichsetzen mit der Forderung nach <u>sachgemäßem</u> Zähneputzen.

Wie eng hier Karies- und Parodontalprophylaxe zusammenhängen, wollen wir am folgenden Beispiel demonstrieren:

Sie wissen bereits, daß sich die Plaque vorzugsweise an den typischen Retentionsstellen findet. Eine dieser Stellen hat nun ganz enge Beziehung zum marginalen Parodont, nämlich

....

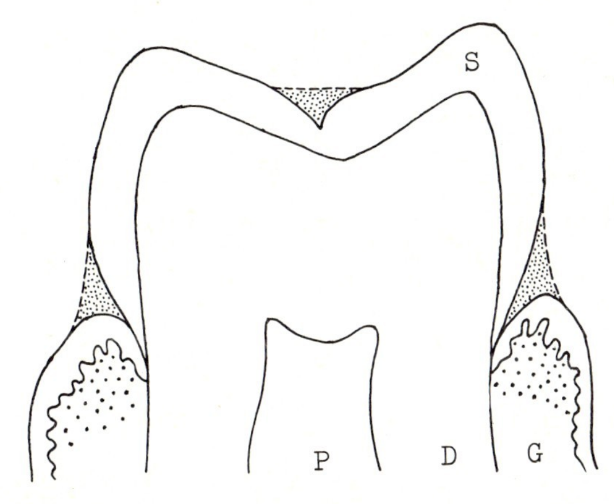

Abb.21

4-15:

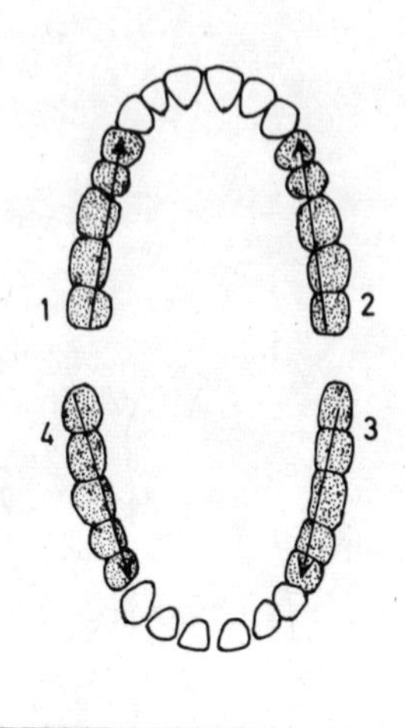

Lassen Sie nun den Patienten das Modell in einer Position halten, wie sie den eigenen Zahnreihen entspricht: OK oben, UK unten, Front nach vorn. Auch die Bürste soll er so führen, wie er es später im Mund tut.
Während er nun in der Rollmethode nach der Systematik die Modellzahnreihen durchputzt, wird ihm schon jetzt auffallen, wie schwierig dieser Bewegungsablauf ist und so vielleicht bei seinen Übungen zuhause nicht so schnell entmutigt werden.

4-16

3-2: der Zahnfleischrand (gingivales Drittel des Zahnes)

Da die Plaque zum großen Teil aus Mikroorganismen besteht, können diese in engen Kontakt zur Gingiva treten und hier eine Entzündung verursachen.

Über die räumlichen Beziehungen informiert die folgende Abbildung.

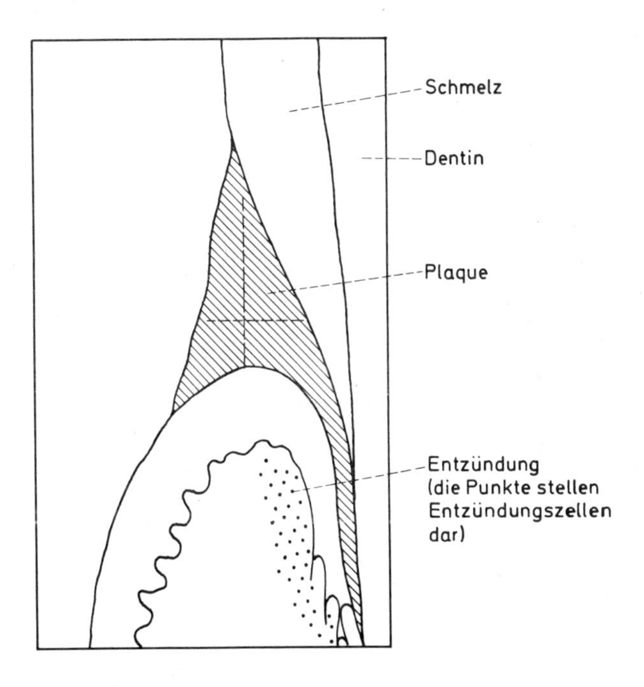

Abb.22

4-14:

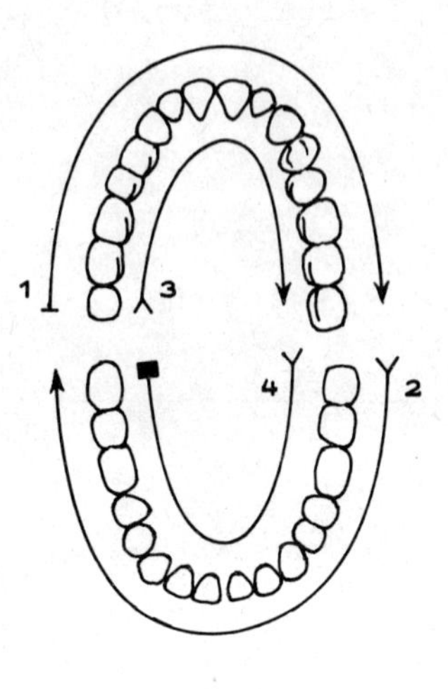

Zeichnen Sie bitte mit numerierten Pfeilen die Putzrichtung bei den Kauflächen ein.

4-15

Eine Entzündung geht immer mit Blutgefäßveränderungen einher, u.a. werden die Gefäßwände durchlässiger. Daher auch hier das schon bekannte Symptom bei marginalen Parodontopathien, das ....

Mit der Entzündung durch die Plaque-Mikroorganismen wird nun der Zerstörungsprozeß des Halteapparates eingeleitet. Immer sind mehrere Faktoren beteiligt, die gleichzeitig wirksam werden müssen, deshalb kann man auch bei marginalen Parodontopathien wie bei der Karies von Erkrankungen mit ....kausaler Ätiologie sprechen.
Die Erreger, die die Entzündung verursachen, sind ....-.............. der Plaque. Sie leisten Schrittmacherdienste zur Zerstörung des Parodonts. Daher ist es nicht nur aus karies-, sondern auch aus ....-prophylaktischen Gründen erforderlich, Plaque und Speisereste effektiv zu beseitigen.

Der Befund eines erkrankten marginalen Parodonts bessert sich <u>immer</u> bei optimaler Mundhygiene. Blutendes Zahnfleisch ist daher auch <u>immer</u> ein Zeichen von .... Mundhygiene.

Zeichnen Sie bitte mit Pfeilen (numeriert) die Reihenfolge für Außen- und Innenflächen im OK und UK.

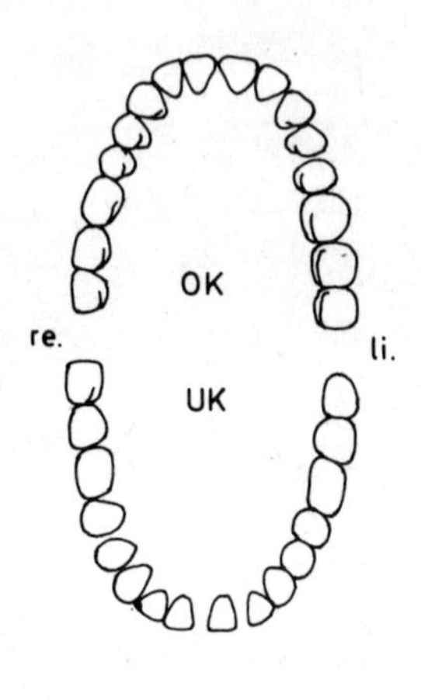

Nun müssen auch die Kauflächen gebürstet werden:
1. die Kauflächen im OK rechts, 2. im OK links, 3. im UK links und 4. im UK rechts. Auch dabei fängt man jeweils am letzten Zahn an.

3-4: a) Zahnfleischbluten b) multikausaler
c) Mikroorganismen d) parodontalprophylaktischen
e) mangelhafter

Wie Sie schon gelernt haben, ist die Forderung nach effektiver = optimaler Mundhygiene fast gleichzusetzen mit der Forderung nach sachgemäßem Zähneputzen.

Sachgemäßes Zähneputzen ist fast gleichbedeutend mit:

1. der Wahl der richtigen <u>Hilfsmittel</u> (Zahnbürste und Paste),
2. der Wahl der richtigen <u>Bürsttechnik</u> = -methodik,
3. der Wahl der richtigen <u>Systematik</u> = Reihenfolge des Vorgehens.

Diese drei Punkte sollen im Folgenden einzeln erläutert werden.

3-5

4-12: vergessen

Zeigen Sie dem Patienten nun die Reihenfolge des Vorgehens: Die Bürste wird am letzten Zahn im OK rechts vestibulär angesetzt. Von dort aus wird mit der Rollmethodik bis zum letzten Zahn links gebürstet. Damit sind die Außenflächen im OK geputzt.

Von links oben außen wird die Bürste nach links unten außen geführt, wieder zum letzten Zahn. Von dort aus wird bis zum letzten Zahn rechts gebürstet. Nun sind die Außenflächen im UK geputzt.

Von rechts unten außen wird die Bürste nach rechts oben innen geführt, wieder zum letzten Zahn. Von dort aus wird bis zum letzten Zahn links gebürstet. Nun sind die Innenflächen des OK geputzt.

Von links oben innen wird die Bürste nach links unten innen geführt, wieder zum letzten Zahn. Von dort aus wird bis zum letzten Zahn rechts gebürstet. Damit sind die Innenflächen im UK geputzt.

4-13

Zu (1) Wahl der richtigen Hilfsmittel:

Wie Sie wohl wissen, werden in der Industrie für spezielle Arbeitsgänge Spezialwerkzeuge entwickelt, die dem Arbeitsgang möglichst optimal angepaßt sind.

Auch für die Zahnbürste hat man Kriterien der Gestaltung entwickelt, die dem Arbeitsgang möglichst angepaßt sind.

Der Zweck der Zahnbürste ist:

1. die Reinigung der Zähne und der Mundhöhle von ....
   und ....
2. die Massage des Zahnfleisches.

4-11: a) Rollmethode

b) mit 45° andrücken (Zahnfleisch weiß) am Zahnfleisch

c) unter Andruck zur Kaufläche hin abrollen

d) Bürste absetzen, und ohne das Zahnfleisch oder den Zahn zu berühren, zur Ausgangsbasis zurückführen

e) horizontal

f) kreiselnd

Erklären Sie dem Patienten nun die dringende Notwendigkeit einer SYSTEMATIK, der Reihenfolge des Vorgehens, ohne die zu leicht Zähne beim Putzen .... werden. Während er diese Systematik mit der schon beschriebenen Methodik über einige Zeit bewußt einübt, prägt sich dieser Bewegungsablauf ein, daß er anschließend automatisch abläuft.
Zeigen Sie dem Patienten am Modell die Zahnaußenflächen, die er im Handspiegel auch bei seinen eigenen Zähnen sehen kann.
Ebenso verfahren Sie mit den Innen- und Kauflächen.
Diese Flächen sind der Zahnbürste zugänglich und sollen bei jedem Zähneputzen gründlich gereinigt werden.

4-12

3-6: a) Plaque b) Speiseresten

Die Zahnbürste, die dem Zweck der Zahn................ und dem der Zahnfleisch.............. am besten angepaßt ist, hat folgendes Aussehen:

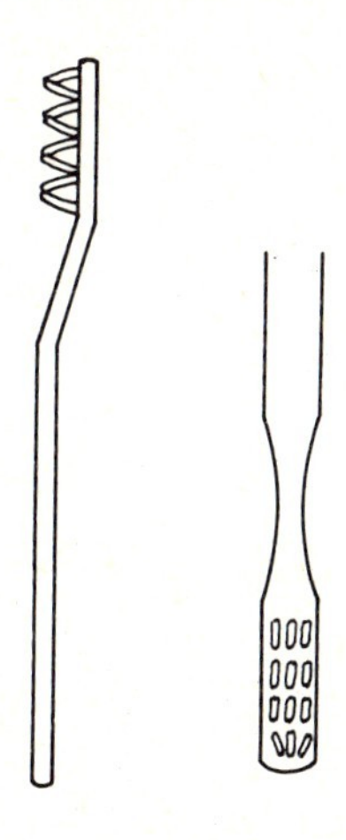

Abb.23

4-10: in

Erklären und demonstrieren Sie nun am Modell die genaue Putztechnik, die ....methode.

Um den empfindlichen Zahnfleischsaum nicht zu verletzen, wird dabei nur vom Zahnfleisch zum Zahn hin - von ROT nach WEISS - geputzt.

1. Phase: wie und wo? ....
2. Phase: wie und wohin? ....

   ....
3. Phase: wie und wohin? ....

   ....

Demonstrieren Sie die Rollmethode am Modell.

Weisen Sie besonders auf KLEINE BEWEGUNGEN hin.

Weisen Sie auf die Reinigung der Kauflächen hin: nur hier wird .... oder besser .... gebürstet.

4-11

3-7: a) Zahnreinigung b) Zahnfleischmassage

Die Zahnbürste besteht aus dem STIEL (Gesamtlänge der Bürste), der sich aus dem GRIFF und dem BÜRSTKOPF zusammensetzt und aus den BORSTEN, die in Bündeln im Bürstkopf verankert sind.

STIEL: Da es sich als günstig erwiesen hat, wenn die Arbeitsebene (Ebene der Borstenenden) in gleicher Höhe wie der Bürstgriff liegt, sollte eine Zahnbürste kontrawinklig abgebogen sein (KNICKSTIEL).
Um die optimale Technik = Methodik ausführen zu können, soll zwischen Bürstkopf und Griff eine Einziehung sein.
Die Steilstellung der Kinderhand läßt einen um 16° abgewinkelten Stiel für Kinder vorteilhaft erscheinen.
Die Gesamtlänge des Stiels sollte für Erwachsene zwischen 15,5 und 17 cm betragen, für Kinder und Jugendliche zwischen 12,5 und 15,5 cm.

Da es in Zukunft Ihre Aufgabe sein wird, Patienten über eine brauchbare Zahnbürste zu informieren, ist es notwendig, die Maßangaben sowie die Angaben über Form und Material exakt festzuhalten, um sie jederzeit beratend angeben zu können.

Nun zeigen Sie dem Patienten ein schönes Ober- und Unterkiefermodell. Die beiden Modelle sollten okkludierend montiert sein.
Am besten nehmen Sie dafür Modelle, an denen die Zähne strahlend weiß und das Zahnfleisch kräftig rot angefärbt sind.
Weisen Sie nun auf die Anordnung der Zähne hin mit dem Vergleich: Rippen eines Heizungskörpers, Zinken eines Kammes (oder ähnliche Vergleiche).
Fragen Sie den Patienten, in welcher Richtung er die Vergleichsobjekte möglichst gründlich reinigen würde.

Erklären Sie dem Patienten, daß die Putzrichtung ..... Zahnachsenrichtung richtig ist, da so auch die Zwischenräume zwischen den Zähnen gebürstet werden ("Interdentalräume" kennt der Patient nicht). Weisen Sie hier noch einmal auf die günstige, V-förmige Stellung der Borsten hin.

Ein großer BÜRSTKOPF macht es fast unmöglich, die Innenflächen der Zähne zu bürsten (orale Flächen, zungen- und gaumenwärts gerichtet). Der Bürstkopf soll daher kurz sein. Für Erwachsene soll er 3 - 3,5 cm betragen, für Kinder und Jugendliche 2,5 cm.

Die Höhe des Bürstkopfes ist abhängig von der Länge der BORSTEN.

Da lange Borsten (hoher Bürstkopf) den Zugang zu den Außenflächen der Zähne (vestibuläre Flächen, lippen- und wangenwärts gerichtet) erschweren, sollen die Borsten höchstens 10 - 11 mm lang sein.

Solche Bürsten nennt man KURZKOPFBÜRSTEN.

Rekapitulieren Sie bitte kurz: Gesamtlänge der Kurzkopfbürste

a) für Erwachsene: .... cm

b) für Kinder : .... cm.

Die Bürste soll einen ....stiel haben.

Der Bürstkopf soll für Erwachsene .... cm,

für Kinder .... cm lang sein.

4-8: a) 15,5-17 cm lang (Erw.) b) 12,5-15,5 cm lang (Kinder)
c) Knickstiel (abgewinkelter Stiel), Einziehung
d) 3-3,5 cm lang (Erw.) e) 2,5 cm lang (Kinder)
f) 10-11 mm g) abgerundet h) Kunststoff i) V-förmig
k) Bürstkopf nach oben im Zahnputzglas l) 24 Stunden
m) die Borsten nicht mehr ihre ursprüngliche Stellung haben
n) FLUORIDzahnpaste o) Schmelzhärtung

Lassen Sie den Patienten die Kurzkopfbürste betrachten und beantworten Sie evtl. Fragen.
Empfehlen Sie dem Patienten dringend eine <u>Fluoridzahnpaste</u>, da diese den Schmelz "härtet". Weisen Sie ihn auch auf FLUORtabletten hin (siehe Lektion 6).

3-9: a) 15,5 - 17 cm b) 12,5 - 15,5 cm c) Knickstiel

d) 3 - 3,5 cm e) 2,5 cm

Bei dieser sogenannten .... ist die Anordnung der Borstenbündel von Bedeutung:

Am zweckmäßigsten sind 3 Borstenreihen mit je 8 Borstenbündeln, die dach- bzw. V-förmig gegeneinander geneigt sind. Die Ebenen der Borstenenden sollen parallel zur Basis verlaufen, um eine gleichmäßige Abnützung zu gewährleisten (herausragende Borsten werden schneller abgenutzt und können Zahn und Zahnfleisch verletzen.)

Die Enden der einzelnen Borsten sollen halbkugelig abgerundet sein.

Die Länge der Borsten wurde schon erwähnt, nämlich .... mm.

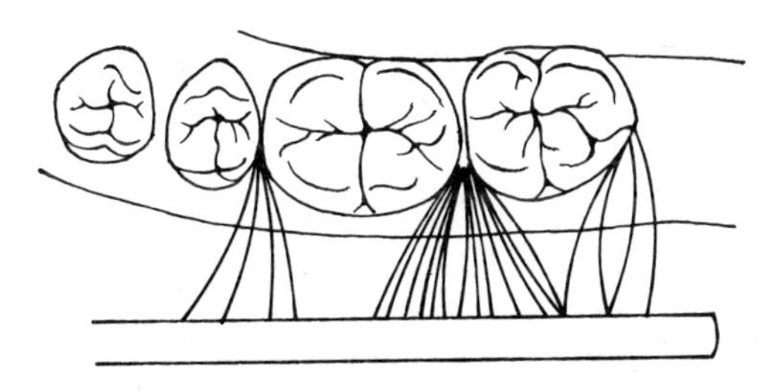

Abb.24

.... angeordnete Borsten dringen besonders gut in die .... ein.

4-7: durchblutet

Nun erklären Sie dem Patienten, daß sich nicht jede harte Zahnbürste als brauchbar zur mechanischen Reinigung der Zähne und zur Zahnfleischmassage erwiesen habe.

Zeigen Sie ihm geeignete Exemplare verschiedener Firmen (damit Ihre Zahnputzinstruktion nicht unter dem Aspekt der Werbung gesehen werden kann).

Erläutern und demonstrieren Sie die Kriterien einer brauchbaren Bürste:

STIEL: Länge: Erw. ...., Kinder ...., Form: ....

BÜRSTKOPF: Länge: Erw. ...., Kinder: ....

BORSTEN: Länge:..............., Enden: ....,,

Material: ...., Stellung:..............

AUFBEWAHRUNG der Kurzkopfbürste: wie?.....................

wie lange? ....

LEBENSDAUER der Kurzkopfbürste: bis........................

.............................., dann erneuern.

.........ZAHNPASTE: warum? ....

4-8

3-10: a) Kurzkopfbürste *b) 10 - 11 mm*

c) V-förmig *d) Interdentalräume*

Wichtig ist auch das Material der Borsten:

Im Gegensatz zur weitverbreiteten Ansicht, daß Naturborsten besonders günstig seien ("Natur-" als Qualitätsbegriff), empfehlen wir dringend KUNSTSTOFFBORSTEN, aus folgenden Gründen:

a) Kunststoffborsten sind im Gegensatz zu Naturborsten stets in konstanter Qualität und Härte reproduzierbar.

b) Kunststoffborsten sind dimensionsstabil, d.h. sie nehmen wenig Wasser auf (3 - 5 %), im Gegensatz zu Naturborsten (bis zu 39 %). Sie quellen also nicht.

c) Kunststoffborsten sind hygienisch. Sie sind nicht porös, bieten daher keine Schlupfwinkel für Mikroorganismen, im Gegensatz zu Naturborsten, die einen Markkanal besitzen.

d) Kunststoffborsten sind widerstandsfähiger gegen Abrieb und Formveränderung. Sie fasern nicht leicht auf, sodaß Zahn- und Zahnfleischverletzungen selten sind, im Gegensatz zu Naturborsten, die aufgrund ihres Markkanals nicht abzurunden sind und leicht auffasern.

3-11

Als Einstieg in die Zahnputzinstruktion fragen Sie Ihren Patienten, der mit einem ungepflegten Gebiß zu Ihnen kommt, ob er eine HARTE Zahnbürste benutzt.

Wenn ja, bestätigen Sie ihm, daß diese Wahl sehr gut ist, da er mit einer harten Bürste das Zahnfleisch massieren und die Speisereste und Beläge gut von den Zähnen abwischen kann.

Wenn nein, ist diese Antwort wahrscheinlich in dem guten Glauben gegeben, daß bei seinem Zahnfleischbluten eine harte Zahnbürste unsinnig ist. Wenn er diesen Grund für die Benutzung einer weicheren Zahnbürste angibt, erklären Sie ihm, daß die meisten Menschen so denken wie er, daß sich diese Ansicht aber als unrichtig erwiesen habe, daß eine harte Bürste das Zahnfleisch besser massieren kann, und daß das Zahnfleisch durch diese Massage besser .... und straffer, damit auch weniger verletzlich wird.

Der Patient wird meistens das Argument der Zahnfleischmassage als ärztlichen Rat von Ihnen annehmen, andernfalls reden Sie ihm zu, es über mehrere Tage hin mit einer harten Bürste zu versuchen.

Wie Sie bereits wissen, leiden 50 - 90 % der Bevölkerung an marginalen Parodontopathien. Deshalb ist Zahnfleischbluten ein weitverbreitetes Symptom. Durch die Frage nach der HARTEN Bürste sind Sie gleich zu Beginn der Instruktion mit dem Patienten in einen Dialog getreten. Er muß dabei selbst aktiv werden, seine Aufmerksamkeit wird erhöht.

Durch die einfachen und sachlichen Erklärungen, die Sie ihm zu diesem und allen weiteren Punkten der Instruktion geben können, versuchen Sie den Patienten zu motivieren.

Häufig werden "weiche Bürsten" benützt, weil sonst das "Zahnfleisch blutet".

Zu Beginn der programmierten Unterweisung haben wir einige Begleitsymptome der marginalen Parodontopathien dargestellt. Zu diesen Symptomen gehört auch das Zahnfleischbluten.

Sehr oft ist Zahnfleischbluten Zeichen für eine Durchblutungsstörung des marginalen Parodonts. Sie wissen, daß Massage ein sehr geeignetes Mittel sein kann, die Durchblutung anzuregen und zu fördern und damit wieder "normale" Verhältnisse zu schaffen. Dies gilt auch für das marginale Parodont.

Eine weiche Bürste vermag weder Plaque und Speisereste ausreichend zu beseitigen, noch eine intensive Massage zu gewährleisten. Wir empfehlen daher die Benutzung einer .... Kurzkopfbürste zur .... des marginalen Parodonts.

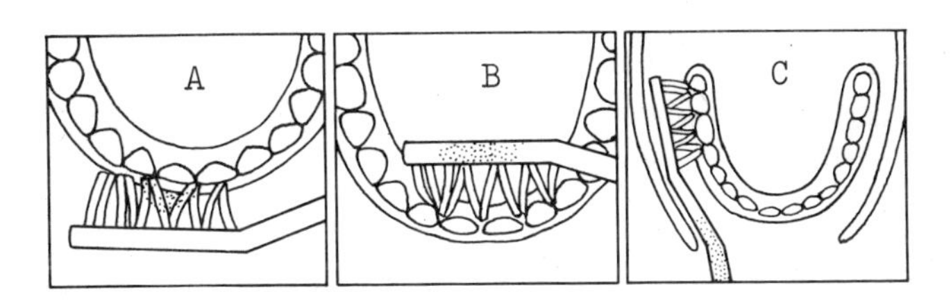

Abb.25

Welche Kriterien der Kurzkopfbürste sind hier dargestellt?

A .... B .... C ....

4-5: guten Kontakt

Begrüßen Sie den Patienten (viele Patienten schätzen den Händedruck). Bitten Sie ihn, sich bequem im Behandlungsstuhl hinzusetzen und den Kopf an die Kopfstütze zu legen.
Waschen und bürsten Sie nun gründlich Ihre Hände.
Mit dem Mundspiegel betrachten Sie die Lippen- und Mundschleimhaut, und die Außen-, Innen- und Kauflächen der Zähne, dabei halten Sie die Wange bzw. Zunge leicht mit dem Mundspiegel ab.

Sagen Sie dem Patienten, daß Sie ihm einiges über die beste Art des Zähneputzens mitteilen wollen, weil die gute Mundpflege die beste Maßnahme gegen Zahn- und Zahnfleischerkrankungen ist.

4-6

3-12: a) harten b) Massage

c) V-förmige Borstenstellung d) Kurzkopf

e) Knickstiel

Aufbewahrung der Zahnbürste:

Die Aufbewahrung erfolgt mit dem Bürstenkopf nach oben im Zahnputzglas, damit die Borsten an der Luft austrocknen können. Dies entzieht den Mikroorganismen den Nährboden und härtet die Borsten wieder durch.

Optimal ist die Benutzung einer Bürste einmal innerhalb 24 Stunden. Man sollte daher stets .... Bürsten in verschiedenen Farben besitzen.
Diese sollen .... in geschlossenen Behältern aufbewahrt werden.

Weder Ihnen noch Ihrem Patienten erscheint der Zusammenhang unter diesen Voraussetzungen logisch.

Wahrscheinlich hat sich Ihr Patient aber noch nie Gedanken über diesen Zusammenhang gemacht.
Das einzige, was er weiß, ist, daß man sich die Zähne putzen soll, daß viel Reklame für Zahnpasten gemacht wird, und daß es harte, mittelharte und weiche Zahnbürsten gibt.

Wenn Sie also Erfolg mit Ihrer Zahnputzinstruktion haben wollen, versetzen Sie sich in den Wissensstand und das SPRACHNIVEAU Ihres Patienten, und versuchen Sie von dieser Ausgangsposition einen .... zum Patienten herzustellen.

3-13: a) mehrere b) nicht

Lebensdauer der Zahnbürste:

Eine Zahnbürste hat nur begrenzte Lebensdauer, diese richtet sich nach der Benutzungshäufigkeit.
Beim Kauf der ....bürste sind die Borsten optimal dem Zweck der Bürste angepaßt.
Haben die Borsten nach einiger Zeit nicht mehr die gleiche Stellung wie beim Kauf, muß die Bürste .... werden, da sie unbrauchbar geworden ist.

3-14

4-3: a) 89 %

b) Karies und marginale Parodontopathien

c) 1. Interdentalräume, 2. Zahnfleischrand,
3. Fissuren, 4. Foramina caeca

d) nein *e) nein*

Weder werden die Zähne ausreichend gereinigt, noch wird das Zahnfleisch massiert.
Im Gegenteil, von den vestibulären und oralen Flächen werden die Beläge und Speisereste in die Interdentalräume hineingeputzt, der empfindliche Zahnfleischsaum wird verletzt, nicht aber gereinigt und massiert, manche Zähne werden gar nicht erreicht.

Die Folge ist: Karies, marginale Parodontopathien, zusätzlich evt. keilförmige Defekte (Putzschäden).

Erscheint Ihnen unter diesen Voraussetzungen ein Zusammenhang zwischen Zähneputzen, Verhütung und marginalen Parodontopathien logisch?

4-4

3-14: a) Kurzkopfbürste b) erneuert

Vielleicht stellen Sie jetzt schon die Frage, sicher aber wird es ein Patient tun: "Und was ist mit der elektrischen Zahnbürste?" Die beschriebene Handzahnbürste ist bei richtiger Methodik und Systematik besser, wie Sie im folgenden feststellen werden.
Die elektrische Zahnbürste scheint aber für Kinder einen Anreiz zum Zähneputzen darzustellen. Das gleiche gilt offensichtlich für Erwachsene, die ihren Entschluß zur guten Zahnpflege ohne diesen Anreiz nicht duchführen können.
Dieses Argument spricht in manchen Fällen für die Empfehlung einer elektrischen Zahnbürste, zumindest bis die Anfangsschwierigkeiten dieser Verhaltensänderung überwunden sind.

3-15

Wie Sie zu Anfang dieser programmierten Unterweisung gelernt haben, putzen sich ...... % der Bevölkerung die Zähne nur sehr mangelhaft. Nur sehr wenige wissen etwas über den Zusammenhang zwischen mangelhafter Mundhygiene und den Krankheiten: .... und ....
....

Fast jeder weiß, daß m a n sich die Zähne putzen soll.
Aber warum?

Mundgeruch läßt sich auch durch Mundwässer beseitigen.

Nehmen Sie nun an, daß Sie sich in der gleichen Unkenntnis befinden wie der größte Teil der Bevölkerung:
Sie benutzen nach bestem Wissen eine unbrauchbare Zahnbürste (je größer desto besser), die falsche Bürsttechnik (horizontales Scheuern), und haben keine Systematik.
Werden die Prädilektionsstellen der Karies

1. ....
2. ....
3. ....
4. ....

ausreichend gereinigt? ....!
Wird das Zahnfleisch zur besseren Durchblutung massiert?
.........!

Die Zahnpaste:

Wie Sie in Lektion 2 gelernt haben, liegen bei der Demineralisation durch Milchsäure die aus den Kristalliten gelösten Ionen unmittelbar an der Oberfläche des Zahnes vor. Sie können bei der Remineralisationsphase wieder in die Kristalliten (sofern diese nicht aus dem Kristallverband herausgefallen sind) angelagert werden. Wie Sie weiter gelernt haben, erhöht sich die Widerstandsfähigkeit des Schmelzes, je mehr F^--Ionen in die Kristalliten eingelagert werden.
Überdies findet ein steter Ionenaustausch zwischen Schmelz und Umgebung statt (dieser Prozeß ist nicht mit der Entkalkung und der anschließenden Remineralisation zu verwechseln).

Aus diesen Gründen, die wissenschaftlich untersucht sind, ist die Wahl einer Fluoridzahnpaste dringend zu empfehlen. Solche Pasten setzen in der Mundhöhle F^--Ionen frei, die bei der Remineralisationsphase oder durch Ionenaustausch in den Schmelz eingelagert werden können.

4-1: sicher nicht

Eine derartige Bemerkung beleidigt jeden Patienten. Es ist nicht anzunehmen, daß Sie durch Ihre Bemerkung einen guten Kontakt zu Ihrem Patienten hergestellt haben.

Ein guter Kontakt ist aber die wichtigste Voraussetzung für den Erfolg Ihrer Zahnputzinstruktion.

4-2

Einen weiteren Vorteil bringt die Verwendung einer Zahnpaste: Die Zeit, die zur guten Reinigung der Zähne notwendig ist, wird um etwa ein Drittel reduziert.

Über FLUOR hinaus werden von den Herstellern noch weitere Wirkstoffe angepriesen, deren Wirksamkeit aber nicht auf breiter Basis klinisch-experimentell gesichert ist.

Therapeutisch sicher wirksam erweist sich bisher nur der Zusatz von .....-Ionen. Diese können bei zwei Prozessen in den Schmelz eingelagert werden:

1. Während der ....phase, die einer Demineralisationsphase folgt (sofern zwischen den Säureangriffen Zeit dafür bleibt).
2. Durch .... , der unabhängig von De- und Remineralisation zwischen Schmelz und Umgebung abläuft.

Als positiv ist auch zu werten, daß die Reinigungszeit bei gleichem Ergebnis um ungefähr .... verkürzt wird.

Nehmen Sie an, Sie haben schnell fettendes Haar. Sie waschen es so oft, wie es nach Ihrem Informationsstand für das Haar am besten ist.

Nun sagt ein Fremder, den Sie zum erstenmal sehen:
"Sie sollten sich Ihre Haare aber auch einmal waschen."

Würden Sie diesem Fremden, der Sie damit auf Ihr ungepflegtes Äußeres aufmerksam macht, positiv oder negativ gegenüberstehen?

Die meisten von Ihnen sicher negativ.

Ein Hinweis auf Mängel, die Ihnen vielleicht bewußt sind, aber nach Ihrem Informationsstand nicht zu beseitigen, wirkt als persönlicher Angriff, der beschämend oder sogar beleidigend ist.

Nehmen Sie nun an, Sie, der Zahnarzt, sagen dem neuen Patienten, der mit einem ungepflegten Gebiß zu Ihnen kommt, daß er sich seine Zähne auch einmal putzen sollte.

Wird er Ihnen bereitwillig weiter zuhören? ja ☐
nein ☐

3-17: a) Fluorid-Ionen

b) Remineralisationsphase

c) Ionenaustausch

d) ein Drittel

Da den meisten Ihrer Patienten die sogenannte ....kopfbürste nicht bekannt sein wird, sollten Sie stets ein geeignetes Exemplar bereitliegen haben, um es dem Patienten .... zu können.

Sie sollten Ihrem Patienten die Kriterien einer brauchbaren Zahnbürste erklären können, sowie über die Aufbewahrung und Lebensdauer informieren, und die Verwendung einer Zahnpaste begründen können.

Kriterien der ....bürste:

STIEL: Länge: Erwachsene:.............., Kinder: ....,
Form: ....

BÜRSTKOPF: Länge: Erwachsene ...., Kinder ....

BORSTEN: Länge: ...., Enden ....
Material: ...., Stellung: ....

AUFBEWAHRUNG der Kurzkopfbürste: wie? ....
wie lange? ....

LEBENSDAUER der Bürste: erneuern, wenn ....
.............ZAHNPASTE: Warum? ....

3-18

LEKTION 4

In dieser Lektion werden die wichtigsten Kriterien der ZAHNPUTZINSTRUKTION am Patienten dargestellt.

Die Lektion 4 kann in etwa einer 3/4 Stunde bearbeitet werden.

3-18:

a) Kurzkopfbürste

b) zeigen

c) Kurzkopfbürste

d) 15,5 - 17 cm lang (Erwachsene)

e) 12,5 - 15,5 cm lang (Kinder)

f) Knickstiel (abgewinkelter Stiel) Einziehung

g) 3 - 3,5 cm lang (Erwachsene)

h) 2,5 cm lang (Kinder)

i) 10 - 11 mm

k) abgerundet

l) Kunststoff

m) V-förmig

n) Bürstkopf nach oben im Glas

o) 24 Stunden

p) die Borsten nicht mehr ihre ursprüngliche Stellung haben

q) FLUORIDzahnpaste

r) Schmelzhärtung

ZUSAMMENFASSUNG:

Zählen Sie die vier Faktoren auf, die die Entstehung der Karies ermöglichen:

1. ....

2. ....

3. ....

4. ....

Nennen Sie den auslösenden Faktor für die Entstehung einer Entzündung des marginalen Parodonts: ....

3-35: a) Ernährungsgewohnheiten

b) SELTEN

c) NIE!

d) kariogenen

e) Zwischenmahlzeiten

f) 2 und 6

Ende der LEKTION 3

3-19: a) Wirtsfaktoren

b) kariogenes Substrat

c) kariogene Mikroorganismen

d) Gesamtdemineralisationszeit pro Tag

e) Mikroorganismen der Plaque

ZUSAMMENFASSUNG: (Fortsetzung)

Nennen Sie die Aufgaben, die der optimalen Mundhygiene zukommen:

1. Beseitigung von ....

2. Beseitigung von ....

3. Zahnfleisch.................

Bei der Beseitigung der kariogenen Speisereste wird das kariogene .... vermindert, es handelt sich also um eine .... kariesprophylaktische Maßnahme.

Bei der Beseitigung von den Mikroorganismen der Plaque handelt es sich um eine .... Maßnahme der Karies- und Parodontalprophylaxe.

Bei der Massage des Zahnfleisches wird ein Symptom, die Durchblutungsstörung des marginalen Parodonts, angegangen, es handelt sich also um eine .... Maßnahme.

3-20

3-34: automatisiert

Eine weitere kausale kariesprophylaktische Maßnahme kann der Pat. durch die Änderung seiner ....-gewohnheiten durchführen, d.h. vor allem die Einschränkung der kariogenen Zwischenmahlzeiten, um die Demineralisationszeit/Tag zu reduzieren. Kompromißlos formuliert heißt das:

MÖGLICHST .... SÜSSES!
AM BESTEN .... !

Der wichtigste Hinweis heißt: Einschränkung der ....-mahlzeiten.

Praktische Hinweise für das Frühstück:

Kreuzen Sie bitte die richtigen Hinweise an!

1	Weißbrot mit Marmelade
2	Weißbrot mit Butter oder Margarine
3	Vollkornbrot mit Honig
4	Vollkornbrot mit Marmelade
5	Weißbrot mit Butter und Honig
6	Vollkornbrot mit Butter und Käse

3-20: a) Speiseresten

b) Plaque mit Mikroorganismen

c) -massage

d) Substrat

e) kausale

f) kausale

g) symptomatische

<u>HINWEIS</u>: Wenn Sie eine Pause einlegen wollen, tun Sie es jetzt. Die folgenden Lernschritte bilden wieder eine Einheit.

3-33:

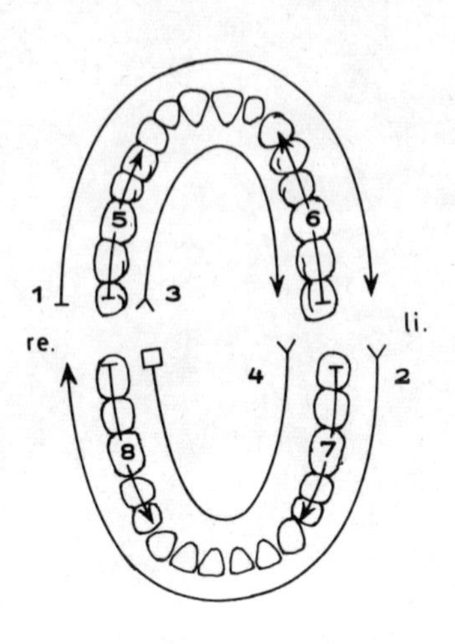

Abb. 32

Nachdem Sie den Patienten über sachgemäßes Zähneputzen instruiert haben, haben Sie ihn damit auf eine kausale kariesprophylaktische und eine symptomatische parodontalprophylaktische Maßnahme hingewiesen.
Empfehlen Sie dem Pat. dringend, diesen Bewegungsablauf zu Hause vor dem SPIEGEL zu üben. Durch die ständige Übung eines identischen Bewegungsablaufes wird dieser ...., er läuft schließlich automatisch ab, sobald man die Zahnbürste in die Hand genommen hat.

3-34

Der zweite Punkt des sachgemäßen Zähneputzens ist die
<u>Wahl der richtigen Bürsttechnik (-methode)</u>.

Die Zähne sind annähernd senkrecht in ihrer Achsenrichtung zum Kieferknochen ausgerichtet. Man kann daher die Achsenrichtung mit den Zinken eines Kammes oder den Rippen eines Heizungskörpers vergleichen.

Wenn Sie diese Gegenstände zu reinigen hätten, würde Ihnen welche Hauptreinigungsrichtung Erfolg garantieren?

☐ in oder
☐ quer zur Achsenrichtung?

Reinigen Sie die Zähne nicht in dieser Richtung, so befördern Sie den Schmutz der Außenflächen in die Zwischenräume. Nur die Außen- und Innenflächen (Glattflächen) werden

....

3-32: a) OK b) rechten c) letzten d) 5-7mal
e) OK f) letzten g) linken
h) UK i) linken k) letzten Zahn
l) letzten Zahn m) rechten
n) Rollmethode o) letzten
p) Kauflächen q) kreiselnden

Zeichnen Sie bitte die Reihenfolge des Vorgehens mittels Pfeilen in das Zahnschema ein. Die Pfeile für Außen- und Innenflächen zeichnen Sie bitte neben die Zahnreihen, diePfeile für die Kauflächen bitte auf die schematischen Kauflächen. Numerieren Sie die Pfeile anschließend bitte vom Start der Systematik bis zum Ende durch.

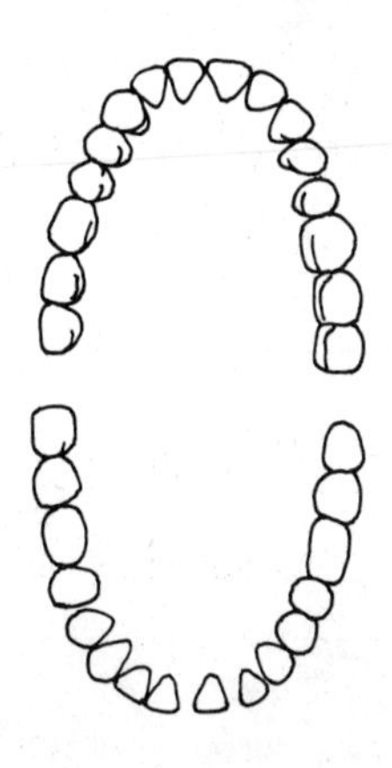

Abb.31

3-21: a) <u>in</u> Achsenrichtung b) sauber

Übertragen auf die Zähne bedeutet dies, daß die vestibulären und oralen Glattflächen im Drittel zur Schneidekante bzw. Kaufläche hin gereinigt werden, die Plaque und die Nahrungsreste aber in die ....räume hineingebürstet werden. Damit werden die besonders gefährdeten Prädilektionsstellen der Karies und das für die marginalen Parodontopathien bedeutsame gingivale Drittel der Zähne noch weiter ...., statt gesäubert.

Das vielfach geübte horizontale Scheuern der Zähne ist also ....

Wir empfehlen daher eine Methode, die das Säubern der Prädilektionsstellen ermöglicht. Sie ist für fast alle Menschen gleich gut geeignet. Über Ausnahmen werden Sie später im klinischen Teil des Studiums unterrichtet.

3-22

3-31: a) Außenflächen (vestibulären)

b) Rollmethode

c) letzten

d) rechts

Die Innenflächen werden in gleicher Reihenfolge gebürstet:

Sie beginnen im ..... auf der .... Seite innen am .... Zahn. Dort bürsten Sie ....mal an der gleichen Stelle.
Von dort aus bürsten Sie in gleicher Weise alle Innenflächen des ...... bis zum .... Zahn auf der .... Seite.

Anschließend werden die Innenflächen des ...... gebürstet. Dort beginnen Sie auf der .... Seite am .... innen und fahren fort bis zum .... der .... Seite.

Damit sind alle Außen- und Innenflächen (ein Terminus, den der Pat. versteht) mit der ....methode durchgeputzt.

Es fehlen noch die Kauflächen der Seitenzähne, der Molaren und Prämolaren.
Auch hier behält man die Reihenfolge OK:rechts-links-UK:links-rechts bei, beginnt hier aber jeweils in jeder Kieferhälfte am .... Molaren und bürstet zum 1. Prämolaren nach vorn.
Ausnahmsweise werden die .... der Seitenzähne mit der .... Methode gebürstet.

3-32

3-22: a) Interdentalräume   b) verschmutzt

c) unsinnig, falsch, schädlich

Wir nennen die geeignete Bürsttechnik ROLLMETHODE, da die Hauptbewegung eine Rotation um die Griffachse der Bürste ist.

Dabei muß das Handgelenk und der Unterarm eine Drehbewegung vollführen, die einem Kreisausschnitt entspricht. Diese Bewegung ist wesentlich schwieriger als die grobe horizontale Schrubb-Methode, die aus dem Schulter- und Ellebogengelenk heraus ausgeführt wird. Ein wesentlicher Punkt für die Effektivität, vielleicht der wesentlichste, ist es, daß diese Rotationsbewegungen sehr KLEIN durchgeführt werden.

Wenn das Erlernen zu schwierig ist, sollte man ganz kleine Kreiselbewegungen empfehlen.
Kinder, die vorwiegend grobe Bewegungen ausführen, haben meist sehr große Schwierigkeiten mit dem Erlernen der Rollmethode.
Deshalb kann man bei Kindern unter 10 Jahren der kreiselnden Methode den Vorzug geben.

3-23

Die Rollmethode muß mit einem gewissen Andruck der Bürste ausgeführt werden, dadurch ist diese Methode ziemlich anstrengend.
Aus diesem Grunde sollte man zuerst die Flächen der Zähne putzen, die der Selbstreinigung nicht so gut zugänglich zu sein scheinen. An den vestibulären Flächen (A u ß e n f l ä c h e n) der Zähne findet man häufiger kariöse Läsionen als an den oralen Zahnflächen (I n n e n f l ä c h e n). Deshalb werden zuerst alle ....flächen gebürstet.

Untersuchungen haben weiterhin ergeben, daß bei Rechtshändern die vestibulären Flächen im OK rechts im Schnitt am wenigsten gereinigt werden. Offensichtlich scheint dort die Haltung der Bürste am schwierigsten zu sein. Deshalb beginnt man die Systematik am sinnvollsten an den <u>Außenflächen der rechten Seitenzähne im OK</u>, u.z. am letzten Molaren. An dieser Stelle wird 5-7mal nach der ....methode die Kurzkopfbürste abgerollt. Und so fortlaufend werden alle Außenflächen des OK bis zum letzten Molaren der linken Seite durchgeputzt.
Anschließend werden, angefangen vom letzten Molaren im UK LINKS, die Außenflächen der UK-Zähne bis zum .... Molaren .... durchgeputzt.

Bei der Rollmethode wird der Griff der Kurzkopfbürste

....

Falsch ist das .... Scheuern. Es verschmutzt die .... durch die Plaque und die Nahrungsreste der vestibulären und oralen Glattflächen der Zähne. Darüber hinaus werden an den Zahnhälsen keilförmige Defekte durch Zahnhalsabrasionen erzeugt, und der empfindliche Zahnfleischsaum wird geschädigt.

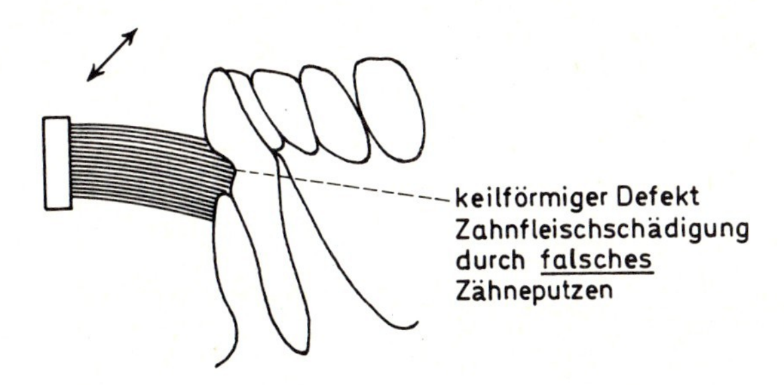

Abb.26

3-29:

Der dritte Punkt des sachgemäßen Zähneputzens ist die <u>Wahl der richtigen Reihenfolge (Systematik).</u>

Neben den KLEINEN Bewegungen scheint dies der wichtigste Punkt für die Effektivität der Zahnreinigung zu sein.

Um keinen Zahn zu vergessen, sollte man sich eine bestimmte Reihenfolge angewöhnen, in der die Zähne <u>jedesmal</u> durchgeputzt werden. Durch die ständig wiederholte Übung wird der Bewegungsablauf schließlich <u>AUTOMATISIERT.</u>

3-30

3-24: a) gedreht b) horizontale c) Interdentalräume

Die Bewegungsphasen der Rotationstechnik sind folgende:

I. Phase: Die Bürste wird mit etwa 45° zur Zahnachse, die Borsten nach apikal (wurzelwärts) gerichtet, auf die Gingiva aufgesetzt.
Dabei wird die Bürste gerade so fest angedrückt, daß das Zahnfleisch blaß wird.

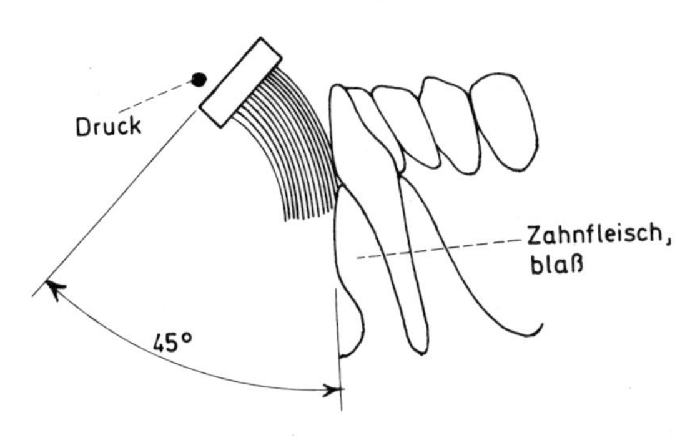

Abb.27

3-28: *a) Rollmethode*

b) die Gingiva (das Zahnfleisch)

c) die Zahnkrone

d) Massage

e) Zahnhals *f) keilförmige Defekte*

g) Gingiva

h) Interdentalräume *i) KLEIN*

Zeichnen Sie bitte in die schematische Zeichnung mittels Pfeilen die 3 Bewegungsphasen der ROLLMETHODE ein:

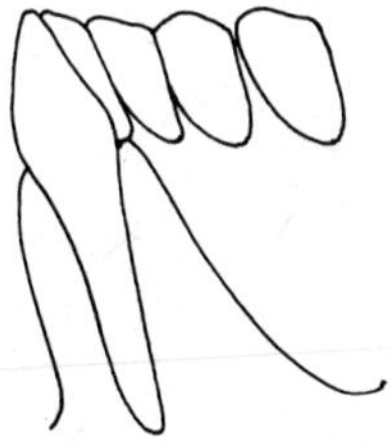

Abb.30

II. PHASE: Jetzt wird der Bürstgriff so gedreht, daß der Bürstkopf über das Zahnfleisch und die Zahnkrone hinweg "ABROLLT" und erst am Übergang von der Zahnkrone zur Kaufläche bzw. Schneidekante zum Stillstand kommt.

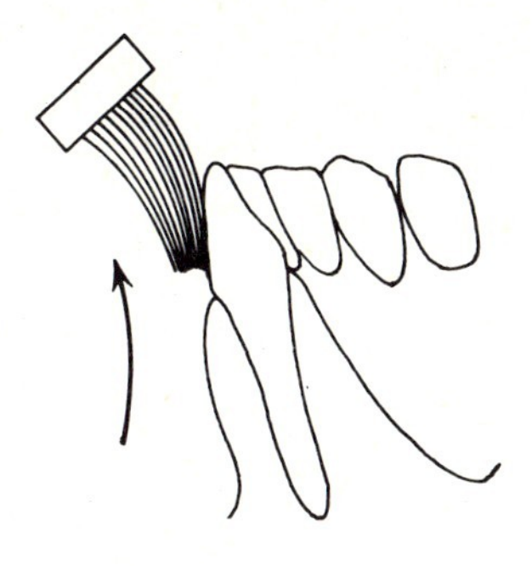

Abb.28

Wichtig bei der .... ist schon der Beginn: die Borsten streifen zuerst ...., dann erst die .... Dadurch kommt es in einem Arbeitsgang zur Beseitigung der Plaque und der Nahrungsreste sowie zur .... der Gingiva.
Abrasionen am .... (..........förmige Defekte) und Verletzungen der .... werden sicher vermieden. Nahrungsreste und Beläge werden nicht in die .... eingepreßt, sondern wirksam herausgefegt.

Die <u>Kauflächen</u> können <u>ausnahmsweise !!!</u> horizontal oder besser <u>kreiselnd</u> geputzt werden.

Besonders wichtig ist, daß alle Bewegungen sehr .... sind!

III. PHASE: Sie beinhaltet die Rückführung der Kurzkopfbürste in die Ausgangslage von PHASE I, wobei die Bewegung entgegengesetzt verläuft. Hierbei wird weder die Zahnkrone noch die Gingiva von der Bürste berührt.

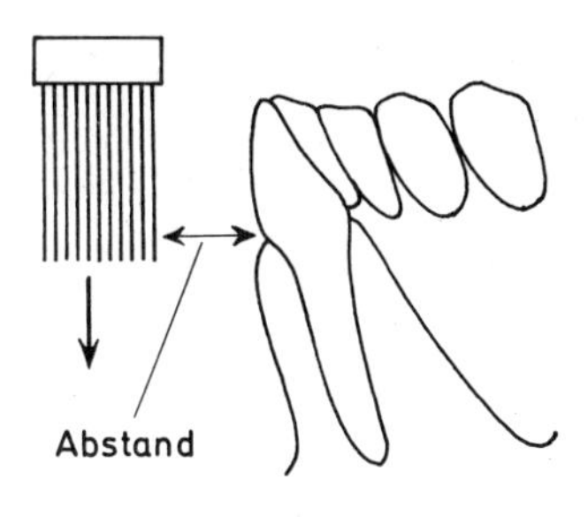

Abb.29